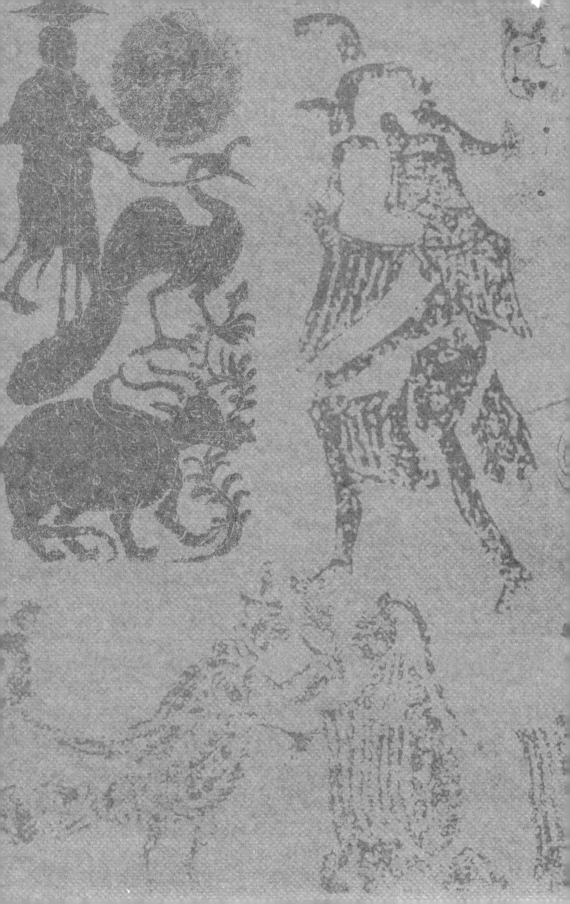

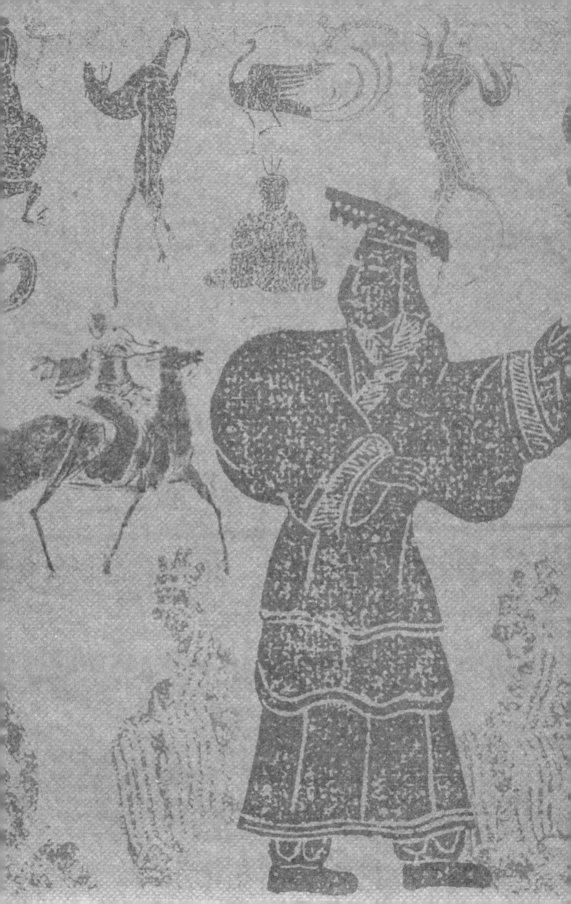

中国古医籍整理丛书

医 宗 承 启

清·吴人驹 著

英洪友 刘庆宇 张凌凌 石德响 校注

中国中医药出版社

·北 京·

图书在版编目（CIP）数据

医宗承启/（清）吴人驹著；英洪友等校注. —北京：中国中医药出版社，2015.12
（中国古医籍整理丛书）
ISBN 978 - 7 - 5132 - 2864 - 0

Ⅰ.①医…　Ⅱ.①吴…　②英…　Ⅲ.①《伤寒论》-研究
Ⅳ.①R222.29

中国版本图书馆 CIP 数据核字（2015）第 261971 号

中 国 中 医 药 出 版 社 出 版
北京市朝阳区北三环东路 28 号易亨大厦 16 层
邮政编码　100013
传真　010 64405750
三河市鑫金马印装有限公司印刷
各地新华书店经销

*

开本 710×1000　1/16　印张 11.75　字数 75 千字
2015 年 12 月第 1 版　2015 年 12 月第 1 次印刷
书　号　ISBN 978 - 7 - 5132 - 2864 - 0

*

定价　35.00 元
网址　www.cptcm.com

前　言

　　中医药古籍是传承中华优秀文化的重要载体，也是中医学传承数千年的知识宝库，凝聚着中华民族特有的精神价值、思维方法、生命理论和医疗经验，不仅对于传承中医学术具有重要的历史价值，更是现代中医药科技创新和学术进步的源头和根基。保护和利用好中医药古籍，是弘扬中国优秀传统文化、传承中医学术的必由之路，事关中医药事业发展全局。

　　1949 年以来，在政府的大力支持和推动下，开展了系统的中医药古籍整理研究。1958 年，国务院科学规划委员会古籍整理出版规划小组在北京成立，负责指导全国的古籍整理出版工作。1982 年，国务院古籍整理出版规划小组召开全国古籍整理出版规划会议，制定了《古籍整理出版规划（1982—1990）》，卫生部先后下达了两批 200 余种中医古籍整理任务，掀起了中医古籍整理研究的新高潮，对中医文化与学术的弘扬、传承和发展，发挥了极其重要的作用，产生了不可估量的深远影响。

　　2007 年《国务院办公厅关于进一步加强古籍保护工作的意见》明确提出进一步加强古籍整理、出版和研究利用，以及

"保护为主、抢救第一、合理利用、加强管理"的方针。2009年《国务院关于扶持和促进中医药事业发展的若干意见》指出，要"开展中医药古籍普查登记，建立综合信息数据库和珍贵古籍名录，加强整理、出版、研究和利用"。《中医药创新发展规划纲要（2006—2020）》强调继承与创新并重，推动中医药传承与创新发展。

2003～2010年，国家财政多次立项支持中国中医科学院开展针对性中医药古籍抢救保护工作，在中国中医科学院图书馆设立全国唯一的行业古籍保护中心，影印抢救濒危珍本、孤本中医古籍1640余种；整理发布《中国中医古籍总目》；遴选351种孤本收入《中医古籍孤本大全》影印出版；开展了海外中医古籍目录调研和孤本回归工作，收集了11个国家和2个地区137个图书馆的240余种书目，基本摸清流失海外的中医古籍现状，确定国内失传的中医药古籍共有220种，复制出版海外所藏中医药古籍133种。2010年，国家财政部、国家中医药管理局设立"中医药古籍保护与利用能力建设项目"，资助整理400余种中医药古籍，并着眼于加强中医药古籍保护和研究机构建设，培养中医古籍整理研究的后备人才，全面提高中医药古籍保护与利用能力。

在此，国家中医药管理局成立了中医药古籍保护和利用专家组和项目办公室，专家组负责项目指导、咨询、质量把关，项目办公室负责实施过程的统筹协调。专家组成员对古籍整理研究具有丰富的经验，有的专家从事古籍整理研究长达70余年，深知中医药古籍整理研究的重要性、艰巨性与复杂性，履行职责认真务实。专家组从书目确定、版本选择、点校、注释等各方面，为项目实施提供了强有力的专业指导。老一辈专家的学术水平和智慧，是项目成功的重要保证。项目承担单位山东中医药大学、南京中医药大学、上海中医药大学、福建中医药大学、浙江省中医药研究院、陕西省中医药研究院、河南省中医药研究院、辽宁中医药大学、成都中医药大学及所在省市中医药管理部门精心组织，充分发挥区域间互补协作的优势，并得到承担项目出版工作的中国中医药出版社大力配合，全面推进中医药古籍保护与利用网络体系的构建和人才队伍建设，使一批有志于中医学术传承与古籍整理工作的人才凝聚在一起，研究队伍日益壮大，研究水平不断提高。

本着"抢救、保护、发掘、利用"的理念，该项目重点选择近60年未曾出版的重要古医籍，综合考虑所选古籍的保护价值、学术价值和实用价值。400余种中医药古籍涵盖了医经、基础理论、诊法、伤寒金匮、温病、本草、方书、内科、外科、女科、儿科、伤科、眼科、咽喉口齿、针灸推拿、养生、医案医话医论、医史、临证综合等门类，跨越唐、宋、金元、明以迄清末。全部古籍均按照项目办公室组织完成的行业标准《中医古籍整理规范》及《中医药古籍整理细则》进行整理校注，绝大多数中医药古籍是第一次校注出版，一批孤本、稿本、抄本更是首次整理面世。对一些重要学术问题的研究成果，则集中收录于各书的"校注说明"或"校注后记"中。

"既出书又出人"是本项目追求的目标。近年来，中医药古籍整理工作形势严峻，老一辈逐渐退出，新一代普遍存在整理研究古籍的经验不足、专业思想不坚定等问题，使中医古籍整理面临人才流失严重、青黄不接的局面。通过本项目实施，搭建平台，完善机制，培养队伍，提升能力，经过近5年的建设，锻炼了一批优秀人才，老中青三代齐聚一堂，有效地稳定了研究队伍，为中医药古籍整理工作的开展和中医文化与学术的传承提供必备的知识和人才储备。

本项目的实施与《中国古医籍整理丛书》的出版，对于加强中医药古籍文献研究队伍建设、建立古籍研究平台，提高古籍整理水平均具有积极的推动作用，对弘扬我国优秀传统文化，推进中医药继承创新，进一步发挥中医药服务民众的养生保健与防病治病作用将产生深远影响。

第九届、第十届全国人大常委会副委员长许嘉璐先生，国家卫生计生委副主任、国家中医药管理局局长、中华中医药学会会长王国强先生，我国著名医史文献专家、中国中医科学院马继兴先生在百忙之中为丛书作序，我们深表敬意和感谢。

由于参与校注整理工作的人员较多，水平不一，诸多方面尚未臻完善，希望专家、读者不吝赐教。

国家中医药管理局中医药古籍保护与利用能力建设项目办公室

二〇一四年十二月

许 序

"中医"之名立，迄今不逾百年，所以冠以"中"字者，以别于"洋"与"西"也。慎思之，明辨之，斯名之出，无奈耳，或亦时人不甘泯没而特标其犹在之举也。

前此，祖传医术（今世方称为"学"）绵延数千载，救民无数；华夏屡遭时疫，皆仰之以度困厄。中华民族之未如印第安遭染殖民者所携疾病而族灭者，中医之功也。

医兴则国兴，国强则医强。百年运衰，岂但国土肢解，五千年文明亦不得全，非遭泯灭，即蒙冤扭曲。西方医学以其捷便速效，始则为传教之利器，继则以"科学"之冕畅行于中华。中医虽为内外所夹击，斥之为蒙昧，为伪医，然四亿同胞衣食不保，得获西医之益者甚寡，中医犹为人民之所赖。虽然，中国医学日益陵替，乃不可免，势使之然也。呜呼！覆巢之下安有完卵？

嗣后，国家新生，中医旋即得以重振，与西医并举，探寻结合之路。今也，中华诸多文化，自民俗、礼仪、工艺、戏曲、历史、文学，以至伦理、信仰，皆渐复起，中国医学之兴乃属必然。

迄今中医犹为国家医疗系统之辅，城市尤甚。何哉？盖一则西医赖声、光、电技术而于20世纪发展极速，中医则难见其进。二则国人惊羡西医之"立竿见影"，遂以为其事事胜于中医。然西医已自觉将入绝境：其若干医法正负效应相若，甚或负远逾于正；研究医理者，渐知人乃一整体，心、身非如中世纪所认定为二对立物，且人体亦非宇宙之中心，仅为其一小单位，与宇宙万象万物息息相关。认识至此，其已向中国医学之理念"靠拢"矣，虽彼未必知中国医学何如也。唯其不知中国医理何如，纯由其实践而有所悟，益以证中国之认识人体不为伪，亦不为玄虚。然国人知此趋向者，几人？

国医欲再现宋明清高峰，成国中主流医学，则一须继承，一须创新。继承则必深研原典，激清汰浊，复吸纳西医及我藏、蒙、维、回、苗、彝诸民族医术之精华；创新之道，在于今之科技，既用其器，亦参照其道，反思己之医理，审问之，笃行之，深化之，普及之，于普及中认知人体及环境古今之异，以建成当代国医理论。欲达于斯境，或需百年欤？予恐西医既已醒悟，若加力吸收中医精粹，促中医西医深度结合，形成21世纪之新医学，届时"制高点"将在何方？国人于此转折之机，能不忧虑而奋力乎？

予所谓深研之原典，非指一二习见之书、千古权威之作；就医界整体言之，所传所承自应为医籍之全部。盖后世名医所著，乃其秉诸前人所述，总结终生行医用药经验所得，自当已成今世、后世之要籍。

盛世修典，信然。盖典籍得修，方可言传言承。虽前此50余载已启医籍整理、出版之役，惜旋即中辍。阅20载再兴整理、出版之潮，世所罕见之要籍千余部陆续问世，洋洋大观。

今复有"中医药古籍保护与利用能力建设"之工程，集九省市专家，历经五载，董理出版自唐迄清医籍，都400余种，凡中医之基础医理、伤寒、温病及各科诊治、医案医话、推拿本草，俱涵盖之。

噫！璐既知此，能不胜其悦乎？汇集刻印医籍，自古有之，然孰与今世之盛且精也！自今而后，中国医家及患者，得览斯典，当于前人益敬而畏之矣。中华民族之屡经灾难而益蕃，乃至未来之永续，端赖之也，自今以往岂可不后出转精乎？典籍既蜂出矣，余则有望于来者。

谨序。

第九届、十届全国人大常委会副委员长

许嘉璐

二〇一四年冬

王 序

　　中医学是中华民族在长期生产生活实践中，在与疾病作斗争中逐步形成并不断丰富发展的医学科学，是中国古代科学的瑰宝，为中华民族的繁衍昌盛作出了巨大贡献，对世界文明进步产生了积极影响。时至今日，中医学作为我国医学的特色和重要医药卫生资源，与西医学相互补充、相互促进、协调发展，共同担负着维护和促进人民健康的任务，已成为我国医药卫生事业的重要特征和显著优势。

　　中医药古籍在存世的中华古籍中占有相当重要的比重，不仅是中医学术传承数千年最为重要的知识载体，也是中医为中华民族繁衍昌盛发挥重要作用的历史见证。中医药典籍不仅承载着中医的学术经验，而且蕴含着中华民族优秀的思想文化，凝聚着中华民族的聪明智慧，是祖先留给我们的宝贵物质财富和精神财富。加强对中医药古籍的保护与利用，既是中医学发展的需要，也是传承中华文化的迫切要求，更是历史赋予我们的责任。

　　2010 年，国家中医药管理局启动了中医药古籍保护与利用能力建设项目。这既是传承中医药的重要工程，也是弘扬优秀民族文化的重要举措，不仅能够全面推进中医药的有效继承和创新发展，为维护人民健康做出贡献，也能够彰显中华民族的璀璨文化，为实现中华民族伟大复兴的中国梦作出贡献。

相信这项工作一定能造福当今，嘉惠后世，福泽绵长。

国家卫生与计划生育委员会副主任

国家中医药管理局局长

中华中医药学会会长

王国强

二〇一四年十二月

马 序

新中国成立以来，党和国家高度重视中医药事业发展，重视古籍的保护、整理和研究工作。自 1958 年始，国务院先后成立了三届古籍整理出版规划小组，分别由齐燕铭、李一氓、匡亚明担任组长，主持制订了《整理和出版古籍十年规划（1962—1972）》《古籍整理出版规划（1982—1990）》《中国古籍整理出版十年规划和"八五"计划（1991—2000）》等，而第三次规划中医药古籍整理即纳入其中。1982 年 9 月，卫生部下发《1982—1990 年中医古籍整理出版规划》，1983 年 1 月，中医古籍整理出版办公室正式成立，保证了中医古籍整理出版规划的实施。2002 年 2 月，《国家古籍整理出版"十五"（2001—2005）重点规划》经新闻出版署和全国古籍整理出版规划领导小组批准，颁布实施。其后，又陆续制定了国家古籍整理出版"十一五"和"十二五"重点规划。国家财政多次立项支持中国中医科学院开展针对性中医药古籍抢救保护工作，文化部在中国中医科学院图书馆专门设立全国唯一的行业古籍保护中心，国家先后投入中医药古籍保护专项经费超过 3000 万元，影印抢救濒危珍、善、孤本中医古籍 1640 余种，开展了海外中医古籍目录调研和孤本回归工作。2010 年，国家财政部、国家中医药管理局安排国家公共卫生专项资金，设立了"中医药古籍保护与利用能力建设项目"，这是继 1982～1986 年第一批、第二批重要中医药古籍整理之后的又一次大规模古籍整理工程，重点整理新中国成立后未曾出版的重要古籍，目标是形成并普及规范的通行本、传世本。

为保证项目的顺利实施，项目组特别成立了专家组，承担咨询和技术指导，以及古籍出版之前的审定工作。专家组中的许多成员虽逾古稀之年，但老骥伏枥，孜孜不倦，不仅对项目进行宏观指导和质量把关，更重要的是通过古籍整理，以老带新，言传身教，培养一批中医药古籍整理研究的后备人才，促进了中医药古籍保护和研究机构建设，全面提升了我国中医药古籍保护与利用能力。

作为项目组顾问之一，我深感中医药古籍保护、抢救与整理工作的重要性和紧迫性，也深知传承中医药古籍整理经验任重而道远。令人欣慰的是，在项目实施过程中，我看到了老中青三代的紧密衔接，看到了大家的坚持和努力，看到了年轻一代的成长。相信中医药古籍整理工作的将来会越来越好，中医药学的发展会越来越好。

欣喜之余，以是为序。

中国中医科学院研究员

马继兴

二〇一四年十二月

校注说明

　　《医宗承启》，清·吴人驹著。吴人驹（约 1637—?），字灵稚，号非白老人，安徽休宁人。受业于新安医学余氏医学祖师余午亭曾孙余士冕，为一时徽歙名医。著有《医宗承启》六卷，并刊行于世。该书以"治法为纲，法后统方"之法对《伤寒论》条文重加编次阐释，不附方剂药物组成，重在阐发经旨。本书目前共有三个版本：清康熙四十一年（1702）兰松堂藏板刻本，清康熙四十三年（1704）永思堂藏板刻本和清道光二年（1822）兰松堂刻本。此次整理系以清康熙四十一年（1702）兰松堂藏板刻本为底本，以清康熙四十三年（1704）永思堂藏板刻本为主校本（简称"永思堂本"），以清道光二年（1822）兰松堂刻本为参校本（简称"道光本"）。

　　关于本次校注整理的几点说明：

　　1. 原书在"凡例"后、"卷之一"前有"分类目录"两篇，卷一、卷三正文前均有"汉长沙太守张机仲景氏原文 清歙西逸民吴人驹灵稚氏疏衍 友人戴增顺五如氏 婿戴大观仰文氏校梓"字样；卷二正文前有"汉长沙太守张机仲景氏原文 清歙西逸民吴人驹灵稚氏疏衍 友人戴运顺循然氏校梓"字样；卷四正文前有"汉长沙太守张机仲景氏原文 清歙西逸民吴人驹灵稚氏疏衍 同学程猷绍芳氏参订"字样，卷五正文前有"汉长沙太守张机仲景氏原文 清歙西逸民吴人驹灵稚氏疏衍 门人胡廷润雨宸氏校正"字样，卷六正文前有"汉长沙太守张机仲景氏原文 清歙西逸民吴人驹灵稚氏疏衍 门人许启遇际谐氏校正"字样。卷一末另行有"卷终"字样，其余各卷卷末均另行有"医宗承启卷之×终"字样，今一并删去。

2. 本书内凡《伤寒论》原文，原则上保持原貌，以明赵开美影宋刻本（世称"宋本《伤寒论》"）为校本对校，仅改正明显错误之处，并出校记说明。

3. 原书正文中，凡属标题句皆另列且低三字刻写；凡为仲景原文皆顶格刻写；凡属作者论疏内容皆另列低一字刻写，且以"疏曰"二字总领其疏衍内容并紧紧位于仲景相应原文后；若有校勘类文字则同样低一字另列且置于仲景原文与吴氏"疏曰"内容之间；最后若有易误解之处，则另列增标题"防误"一栏提点后学，且防误内容皆另列低一字刻写。

4. 凡原书中的繁体字，均改为规范简化字，并进行标点。异体字、古字，均径改为规范简化字，不出校记，如"讝"，同"谵"，径改为"谵"。通假字，一律保留，并出校记说明。

5. 凡底本中因字形相近而刻写致误的明显错别字，予以径改，不出校。如原书刻版中己、巳、已形似不分均混作巳，梃、挺，弈、奕，渐、浙，灸、炙，趺、跌等形近而误，径改不出校注。

6. 底本中模糊不清、难以辨认的文字，据校本补入，并在校记中说明；难以辨认且无法校勘的文字，以虚阙号"□"按字数补入，不再出校。

7. 对冷僻字词加以注音和解释。

长沙公原序

　　余每览越人入虢之诊，望齐侯之色，未尝不慨然叹其才秀也。〔批注〕可见长沙公之志向，今人且先无其志。怪当今居世之士，曾不留神医药，精究方术，上以疗君亲之疾，下以救贫贱之厄，中以保身长全，以养其生；但竞逐荣势，企踵权豪，孜孜汲汲，惟名利是务，崇饰其末，忽弃其本，华其外而悴其内。皮之不存，毛将安附焉？卒然遭邪风之气，婴①非常之疾，患及祸至，而方震栗，降志屈节，钦望巫祝，告穷归天，束手受败。赍②百年之寿命，持至贵之重器，委付凡医，恣其所措。咄嗟呜呼！厥身已毙，神明消灭，变为异物，幽潜重泉，徒为啼泣。痛夫！举世昏迷，莫能觉悟，不惜其命，若是轻生，彼何荣势之云哉？而进不能爱人知人，退不能爱身知己，遇灾值祸，身居厄地，蒙蒙昧昧，蠢若游魂。哀乎！趋世之士，驰竞浮华，不固根本，忘躯殉物，危若冰谷，至于是也！

　　余宗族素多，向余二百。建安纪年以来，犹未十稔，其死亡者，三分有二，伤寒十居其七。感往昔之沦丧，伤横夭之莫救，乃勤求古训，博采众方，撰用《素问》《九卷》《八十一难》《阴阳大论》《胎胪药录》，并《平脉辨证》，为《伤寒杂病论》合十六卷。虽未能尽愈诸病，庶可以见病知源。〔批注〕病乌能尽愈？而源岂可不知？若能寻余所集，思过半矣。

　　夫天布五行，以运万类；人禀五常，以有五脏；经络府俞，

---

① 婴：遭受。
② 赍（jī积）：持。

阴阳会通；玄冥幽微，变化难极。自非才高识妙，岂能探其理致哉！上古有神农、黄帝、岐伯、伯高、雷公、少俞、少师、仲文，中世有长桑、扁鹊，汉有公乘阳庆及仓公，下此以往，未之闻也。观今之医，不念思求经旨，以演其所知；各承家技，终始顺旧；省疾问病，务在口给；相对斯须，便处汤药；〔批注〕无前贤学识，而能断反过之。按寸不及尺，握手不及足；人迎趺阳，三部不参；动数发息，不满五十；短期未知决诊，九候曾无仿佛；明堂阙庭，尽不见察，所谓窥管而已。夫欲视死别生，实为难矣。

孔子云：生而知之者上，学则亚之。多闻博识，知之次也。余宿尚方术，请事斯语。

汉张机仲景氏识

非白老人自叙

　　老人名人驹，字灵稚。非白，其别号也。出歙之西乡石桥村，吴姓之世族，祖、父咸习经生①。老人少有别志，惟恬淡自甘，不肯依附当时。形癯莫能自力，饔飧②计拙，年廿七始究心医艺。初受业于同邑子敬余老师，师属医宗世系，其名足半天下，其德迄今尚在人心，其后裔续有闻人。执贽③之初，遂蒙契合，相期于无尽藏者。常云：苟千里之内，洵④有其人，吾当与子膝行而就问焉。其虚怀而不自肯也如此，继而许以就试。尝出游淮汉间，但性不耐俗，稍不合则，辄去，不因贫困而受人笼络，故出处靡常。议者咸以为躁，此非深得于我者也。尝客于隆阜⑤戴氏为多，盖因戴子仰文为婿，而气且洽也。性嗜懒而笔且钝，不好名誉，以著述为赘疣⑥。迩⑦因年老，步艰闻塞，偃息檐下，屡受诸人劝勉，因而强就兹篇。自知缺误固多，但以一生之蒲团，四十年之参访，尽敷陈于此帙，咸属心裁，并不依傍时哲，后世有能于此中实心者，得之可称益友，议者或亦有焉。昔人云：他山之石，可以攻玉。又曰：世无粹白之

---

①　经生：泛指研治经学的书生。

②　饔飧（yōngsūn 拥孙）：指一日之饮食。饔，早饭。飧，晚饭。

③　执贽（zhì 制）：送礼，此指拜师。贽，古代初次拜见尊长所送的礼物。

④　洵（xún 寻）：确实。

⑤　隆阜：古镇名。位于安徽省黄山市屯溪区西郊，左傍茅山，右滨横江。

⑥　赘疣：原指附生于体表的肉瘤，此喻无用之物。

⑦　迩：近。

狐，而有粹白之裘，或但取诸斯而已矣。是为之叙。

　　　　　　时康熙壬午孟冬　客于海阳之隆阜地官里

门人问答

门人胡子雨宸、□子□□、许子际谐问曰：师云"但读仲景书，悟彻其意旨，则医事可毕"。夫病变之纷端，前贤之林立，约而计之，如李氏之东垣、朱氏之丹溪、刘氏之河间、张氏之子和，非不皆有遗训。若仲景者，世但以伤寒称之，今以其为宗，不亦有说乎？

答曰：所谓四子者，皆出于仲景之后。彼岂不知尊奉，如吾辈之今日耶？焉知彼不从其悟得，而后自成其一家耶？世但以伤寒称之者，无乃从仲景之自序云"宗族死亡者多，伤寒十居其七"？此彼初然感奋之词，叔和因之，以其论伤寒者列之篇首。称伤寒为专家①者自此而始。夫伤寒者，三阳经之初病，及三阴之卒中，乃真伤于寒也。自表邪得汗，里寒得温之后，恶有所谓寒也。后来诸变证，咸属之内伤矣。内不得和，病变百出，于是有救治种种诸条，若专以伤寒为治，不过发表温中，而二三方足矣，何用多为？须知此外皆属内伤，谓其起因于伤寒则可也。夫以他故之伤，比之伤寒之伤，其受伤者则一，譬之杀人以梃②与刃，有以异乎？吾徒但以其目前现在者而施治之，则可矣。盖取重者，彼能于纷纭错乱之间，随宜取中，意法兼备，能启人悟门者，莫妙如之，而四子之所不能及也。推其初意，乃取法于《内经》五运六气胜复之文，从而变化以成其条段者也。吾之取重，非偏好也，子其识之。

---

① 专家：专精于某一事物领域的人。
② 梃（tǐng 挺）：棍棒。

凡　例

尊奉流传本意

读神农经，但知品味之功能；读轩岐经，但知阴阳之顺逆；惟读仲景书，则兼而有之。仲景上承往古，下开来学，集医事之大成，为百世之统宗者也。但其间用意精微，逐字不苟，且断章截句，长短不次，读者非惮其渊深难入，即怖其缮乱莫从。殊不知顺文直叙者，但能开呈一面，而磊落抛遗者，始得面面圆融，况此非纸面功能，务使切于效应，又况病变多端，如弈事之无同局。业此者，岂可不恢其识量，而应变于无穷。善读者，于缮乱之中，而能领悟其指归一致，又于一致之内，而能逆溯其缮乱之所由来，则几矣。予非能是，但以己之所向，谨暴于后我而趋者。

分类便览本意

仲景书，非自校订，乃后人收录成集。六经分类，本之后人者也。故其条绪，多有紊乱。有非属其类而收入其类者，有六经皆可通用而收归一经者。令后人读之，反增疑议。仲景初意，本不如是，且不必如此分类，亦且不能分类。今之分类者，但以其创立治法为题头，其不可强分者，归之会通一类。此予接引来学之苦心，亦可以告无罪于先辈。

但注六经本意

仲景书，精妙在六经之文，能引人入悟门者也。此处了彻，则全篇可以领会，而医非难事。下视已后①诸家著作，皆属浅近。但注六经者，取其文省而工专，为学者之捷径，不致有望洋而畏难者也。

疏衍本意

仲景书，历千百余年，经诸家注释，可以无余蕴矣。今为之疏衍者，因有不慊②于其本旨，欲得彰明，使裨于世用者也。近代注释诸家，惟于旧本上寻求，意路上卜度③，但取迁就成篇，于文艺则可矣，于医旨则不然。此属对孔穿针，解牛余刃，有一定之虚位，留待人为。工夫精纯日久，自能豁然顿悟，岂以三百九十七法为定例耶？虽然，不从此三百九十七法，又何能得此一段光明？此非欺世浮谈，过来人知为之点额者也。

防误本意

事物之理，有似是而非者，但于诸似处一一为之指示，则真是者自能显然无疑，此反观对照之法。昔人云④：不识庐山真面目，只因身在此山中。所患在执一为是，得少为足，不肯虚心环顾。他事尚然不可，而况此乎？乃创立防误一则。

---

① 已后：即以后。已，通"以"。下文"已上、已下"皆同。

② 慊（qiè怯）：满意。

③ 卜度：推测，臆断。

④ 云：原无。据道光本补。

目 录

卷之一

提　纲

纲，网之结束①处也。举网者，必提其纲。命名提纲者，引起而为发端者也。虽流衍至于无穷，而归并使知有统属，是以六经之为病、六气之为病，仲景各出一格式。须知六气之邪，六经皆得而受。但言太阳者，引而未发，欲学者默会而伸之。若谓但止如是，则不善会仲景意者也。

太阳之为病，脉浮、头项强痛而恶寒。

疏曰：邪之所在，气必随之。病在表，气亦从之而表，是以脉浮。头为三阳之通位，项为太阳之专位，有所障碍，不得如常之柔和，是以强痛。阳病者，必为阴所胜，是以恶寒。

防误

内伤亦有见此脉证。外感由表及里，内伤自里之表。外感之脉证，必暴而甚；内伤之脉证，虽暴，必缓而徐。

太阳病，或已发热，或未发热，必恶寒、体痛、呕逆、脉阴阳俱紧者，名曰伤寒。

疏曰：必恶寒、体痛、呕逆者，伤寒之必然也。不如此，则不为伤寒。虽未发热，而知其必发热者，乃元阳初为阴寒所困，不久则阳胜，而热自发也。紧与缓相反，紧则不缓，坚紧而促急之状。阴阳俱紧者，标本皆为之震动也。体痛、呕逆，

---

① 结束：此指网兜末端收缩终止打结部位，犹言收纳、汇总。

交征之势见于中；阴阳俱紧，交征之势见于脉。必先太阳者，本寒水之位，同类易投也。

防误

未发热之际，不可误作无热恶寒发于阴，其脉不沉迟，而无中寒证见也。

太阳病，发热、汗出、恶风、脉缓者，名为中风。

疏曰：缓，对紧而言，非和缓之缓，但不若紧之坚急者也。自太阳者，太阳为表之表，风本轻浮，从其位也。风邪扰乱其阳，故发热。风性疏泄，故汗出。其汗亦不甚，非若伤寒之绝无汗也。本因风中，故恶之。云中风者，风邪初投，亦可云中，非世称中风之剧证也。

防误

发热、汗出、恶风，有似乎内热达表者，又有似乎内虚发外者，其别在于脉之虚实，病起之久新也。且风为外邪之总领，而兼乎四时之气，于是有寒暑燥湿之不同，其治法则不可执定于一矣。

太阳病，发热而渴、不恶寒者，为温病。

疏曰：不恶寒，非因外邪初受，发热而渴，乃属内热达表，此蕴热为患。经云"冬伤于寒，春必病温"① 者是也。温，非世称瘟疫之温。每岁春初之候，多患咳嗽、痰喘，及肿腮喉齿等患，皆因冬时伏热至此而发，亦温病之一端，但不若发热而

----

① 冬伤于寒，春必病温：语见《素问·生气通天论》《素问·阴阳应象大论》。

渴之为甚也。曰太阳病者，以太阳主表，推本从表而之里，今则自里而之表，非太阳之初证也。

防误

既不可以辛热助其焰，又不可不顺其向外之机毂①，渴热务得苦寒为之救，须知其热原非实。

形作伤寒，其脉不浮紧而弱，弱者必渴，被火者必谵语，弱者发热，脉浮，解之，当汗出愈。

疏曰：形作伤寒，谓其见太阳证也，脉不浮紧，非太阳伤寒脉也。脉弱而渴，本因津液不足，被火则阳邪愈强，故谵语，若脉微浮，顺其势而得微汗，亦足以解，此非正发汗也。

若发汗已，身灼热者，名曰风温。风温为病，脉阴阳俱浮，自汗出，身重多眠，睡息必鼾②，语言难出。若被下者，小便不利，直视失溲。若被火者，微发黄色，剧则如惊痫，时瘛疭③，若火熏之。一逆尚引日，再逆促命期。

疏曰：此承上文，初拟微汗得解。若发汗已，更加灼热，名曰风温。此风非外受之风，因冬不藏精，阴虚阳盛，发动之机，可名曰风，故脉变阴阳俱浮。而自汗出，身重多眠，睡息必鼾，语言难出者，热则伤气，热则神昏也。若更误下，则肾之真气愈亏，而小便不利，直视失溲。更误之以火，则发黄，惊痫瘛疭，虚风益盛，根本为之动摇矣。逆之至再，命岂能全

---

① 机毂（gòu 构）：机关，引申为关键。

② 身重多眠，睡息必鼾：宋本《伤寒论》作"身重，多眠睡，鼻息必鼾"。

③ 瘛疭（chìzòng 赤纵）：抽搐，痉挛。

乎？然则何以为之治，人参白虎汤是矣。有终不能挽回者，以受病日久，阴精素亏，非暂时药力所能克济，圣人秋冬养阴之戒，吾徒可不知谨欤？

太阳中热者，暍是也。其人汗出恶寒，身热而渴也。

疏曰：暍，即暑也。史载"武王荫暍人于樾下"①。汗出身热而渴，乃因暑热为虐，恶寒乃属之初受，非若温病之不恶寒者。令虽暑热，不杂以微寒，不能为人病。故曰：是病因于伤寒者，此也。曰太阳者，本之外感而受也。

防误

不可因恶寒而用辛温，又不可固②其出表之路，欲得苦寒以解其热，须知热邪尚在轻虚。

太阳中暍者，发热恶寒，身重而疼痛，其脉弦细芤迟，小便已，洒洒③然毛耸，手足逆冷，小有劳身即热，口开，前板齿燥。若发汗，则恶寒甚；加温针，则发热甚；数下之，则淋甚。

疏曰：发热恶寒，身重而疼痛，太阳伤寒证也。其脉弦细芤迟而不紧盛，非伤寒脉。何也？凡人身中阳气，随时令而浮沉。秋冬则归藏，而脉常坚实；春夏则发舒，其脉常轻虚。以坚实而遭寒邪，其脉则见紧盛；以轻虚而遇微寒，其脉但见弦

---

① 武王荫暍（yē 噎）人于樾（yuè 月）下：典出《淮南子·人间训》。指周武王将中暑的人移放到路旁大树间枝叶交叠如盖的凉阴下。此处以该典故例证"暍"意为"暑"。樾，路旁遮阴的树。

② 固：闭塞。

③ 洒洒（sǎsǎ 撒撒）：寒栗貌。

细芤迟。上文乃微寒之气，中于暑令之时是也。夏月人身阳气常虚，加以微寒之邪，但见阳虚不能自振，小便已，洒洒然毛耸，阳却而阴胜之也。手足逆冷，阳虚不能周及也。小有劳，身即热，阳虚根本易为之摇动也。口开，阳虚固护之司失职也。前板齿燥，后板明其不燥，阳虚津液不足，而非热灼也。如是者，发汗、温针、数下皆不可，而清凉则益乎其不可矣。然则将何为之治？东垣之人参香茹饮、清暑益气汤等法由自而来也。

防误

不可误作阳证阴脉，而用温热，又不可误为因于暑而施清凉。

太阳中暍者，身热疼重，而脉微弱，此亦夏月伤冷水，水行皮中所致也。

疏曰：夏月日中乘暑作劳，汗出，忽遇天时暴雨，及浴于清流，水寒之气侵入皮中，证见身热疼重，脉现微弱。身热疼重者，水寒之邪胜之也；脉见微弱者，阳气因之退缩也。

防误

脉之微弱，乃暴然而微，邪退即复，非属本虚，毋容补助者。

太阳病，关节疼痛而烦，脉沉而细者，此为湿痹，其人小便不利，大便反快，但当利其小便。

疏曰：湿气胜者为着痹。着者，着而不周通也。关节为易着之所，故疼痛，痛则必烦。着则脉路因之而痹，故沉细。痹则津液不得如常之施化，小便为之不利。湿盛则易于就下，湿则不燥，故大便反快而频。

防误

痹解而小便自利，若专于渗利，恐气愈降，而湿愈着也。

病者一身尽疼，发热，日晡所剧者，此名风湿。此病伤于汗出当风，或久伤取冷所致也。

疏曰：一身尽疼发热，邪伤在表也。日晡所剧者，午后阴气盛，湿本阴邪，乘旺而为虐也。汗出当风，风乘汗孔之虚而入；久伤取冷，浸润之邪由是而受。

防误

须脉浮而细，身疼而重，头面微汗，不则①属伤寒证也，误作寒治，亦不甚殊。但伤寒之表散，须顾人之津液，而防其燥，湿则须得以燥也。

湿家之为病，一身尽疼，发热，身色如似熏黄。

疏曰：尽疼发热，邪自外感也。黄者，湿土之本色。熏黄者，色之沉暗，非若内伤之黄，色浅而淡也。

湿家病，身上疼痛，发热，面黄而喘，头痛鼻塞而烦，其脉大，自能饮食，腹中和，无病，病在头中寒湿，故鼻塞，纳药鼻中即愈。

疏曰：非风则湿不能上客于高巅，脉大而不细，里不受邪，邪塞鼻窍，乃令作喘，但使窍利，而诸病自解矣。治病必求其本，用力少而成功多，诸凡病皆然，业此者，务求得其窍云。

---

① 不则：否则。不，通"否"。下同。《资治通鉴·后唐潞王清太元年》："时潞王使者多为邻道所执，不则依阿操两端，惟陇州防御使相里金倾心附之。"胡三省注："不，读曰否。"

太阳病，发热汗出不恶寒者，名曰柔痓①。太阳病发热无汗，反恶寒者，名曰刚痓，太阳病，发热脉沉而细者，名曰痓。

疏曰：筋脉强急，甚至反张，大改旧观，名曰痓。至之为言极也。此上三条，一属风，一属寒，一属湿。《经》曰："风寒湿三气杂至，合而为痹"②。此则风湿寒三气专至而为痓也。曰刚柔者，用以别有汗无汗、风寒之分也。然则所谓痓者，但可作见证之一端，不必别分以类也。

太阳病，发汗太多，因致痓。

疏曰：此因误治，见证虽同，而虚实自别也。

病身热足寒，颈项强急，恶寒，时头热面赤，目脉赤，独头面摇、卒口噤，背反张者，痓病也。

疏曰：伤于燥者，上先受之。足寒者，明其下身不热也。曰时、曰卒者，不常如此也。后人疑痓属痉字之传误，而为燥病者，此条是也。小儿常多此患，俗名惊风。盖小儿阴气未充，阳气独发，卒感外邪，变乱殊异，非若大人之形质已定，不易动摇者也。

已上集六气之邪，客于大阳③，及关系本经者。须知六气之邪，六经皆得而受，其五经虽未详明，学者可以类推，读《内经》则备焉矣。其下集五经之见证，以足六经之提纲。曰见证者，因标见影，影本于标者也。知标之所在，则知病邪之栖

---

① 痓（zhì 志）：痉挛。
② 风寒湿三气杂至，合而为痹：语见《素问·痹论》。
③ 大阳：即太阳。《广雅·释诂》："太，大也"。

泊①；知影之所在，则知受病者之形情矣。

阳明之为病，胃家实也。

疏曰：胃家实，不可但作痞满燥实看。凡阳明之经病，及胃之不得其平者，皆胃家实也。盖胃为之市，吐故纳新，不可少有停留。失其常，则谓之病。外而六气加临，内而脏邪乘腑，皆阳明之为病，胃家实也。

问曰：何缘得阳明病？答曰：太阳病，发汗，若下若利小便，此亡津液，胃中干燥，因转属阳明，不更衣，内实，大便难也。

疏曰：太阳病治之得宜，不妄损津液，不留有余邪，何得为阳明病？阳明病者，治之而失度也。故治太阳之际，先须防及阳明。

问口：阳明病，外证何如？答曰：身热汗自出，不恶寒，反恶热也。

疏曰：邪正交争，阴阳胜复。始而恶寒，今反恶热，皆因不得其平者也。在太阳则恶寒，在阳明则不恶寒而反恶热。自表之里、自里出表之景象，耀然目中矣。

问曰：病得之一日，不发热而恶寒者，何也？答曰：虽得之一日，恶寒将自罢，即自汗出而恶热也。

"发热"，当属"恶热"之传误。

---

① 栖泊：居留，停留。

疏曰：一日者，阳明之一日，非初病之一日也。阳明受邪浅，而热胜之机尚未极甚也。

防误

此太阳阳明之界限，当恶寒未恶热之际，不可径认太阳，而猛用温散，恐助阳明之热，暴发而盛，其别在脉之紧否、大否。

问曰：恶寒何故自罢？答曰：阳明居中，土也，万物所归，无所复传。始虽恶寒，二日自止，此为阳明病也。

疏曰：天气降于地，至地止，而又升于天。始而恶寒者，天气降于地也。今而不恶寒而反恶热者，地气升于天也。二日者，传变约略之次序，非刻定时日之日也。

问曰：病有太阳阳明、有正阳阳明、有少阳阳明，何谓也？答曰：太阳阳明者，脾约是也；正阳阳明者，胃家实是也；少阳阳明者，发汗利小便已，胃中燥烦实，大便难是也。

疏曰：阳明多气多血，津液充而不燥者也。病则燥矣，致燥之由有三：其一曰太阳阳明者，病在太阳，而阳明不得即燥，今而燥者，必脾家平素俭约，津液原亏者也；其二曰正阳阳明者，其人胃气禀厚，如西北之地，土厚水卑，常患燥而不患湿，但遭客热，胃即因之而燥实者也；其三曰少阳阳明者，此得之人为，因损耗其津液，乃令变为燥结者也。

防误

三者见证虽相同，而治法则迥异。其一于发表品味之内，先须禁使辛热，防其津液伤，而燥益甚也；其二不妨直取燥结，无庸顾虑其亏耗者也；其三属津液新亏，须得润养以需待之，而燥结乃调。足见无一定之法，岂可不随人而转，因时而制宜哉！

伤寒发热无汗，呕不能食，而反汗出濈濈然①者，是转属阳明也。

疏曰：发热无汗，呕不能食者，太阳之阳邪盛，而阳明受屈不得伸也。反汗出濈濈然者，阳明之气争而胜者也。

伤寒转系阳明者，其人濈然②微汗出也。

防误：

太阳中风及温病，亦汗出，但中风初起即汗；阳明之汗在后来也；温病之汗，脉虚大而口渴、神倦。

本太阳初得病时，发其汗，汗先出不彻，因转属阳明也。

疏曰：汗孔者，表邪之出路也。汗不彻，则邪未净，因而波连及于阳明也。

伤寒三日，阳明脉大。

疏曰：始而未大者，寒胜其热也。今而脉大者，热胜其寒也。

阳明病，能食为中风，不能食为中寒。

疏曰：风为阳邪，寒为阴邪。风性轻虚，犹能杀谷，寒则

---

① 濈濈（jí 集集）然：指汗出连绵不断之貌。
② 濈然：与"濈濈然"同义。

重着，而运化之机莫能也。

少阳之为病，口苦、咽干、目眩也。

疏曰：居常则为少阳生发冲和之气，至于病作，则化而为火，如水荡而为波，波因于水者也。以其不表不里，故谓之少阳。口咽目，为门户出入之两间，太阳为开，阳明为阖，少阳为枢，故取枢机为提纲。凡枢机之动处皆少阳，不必但执定口咽目也。如太阳则恶寒，阳明则恶热，少阳则恶寒且恶热，可窥见枢机之动象矣。

伤寒，脉弦细，头痛发热者，属少阳。少阳不可发汗，发汗则谵语，此属胃，胃和则愈，胃不和则烦而悸。

疏曰：头痛发热，属太阳证。弦细而不浮紧，非太阳脉，在乎阴阳之两间，故曰属少阳。不可发汗者，发汗则助动阳明之热，上乘于心而为谵语。汗之而不过甚者，胃能自和则愈。极甚者，则胃不能自和，而为烦悸之变，是以小柴胡汤为合宜，能解表清热固里和中之备用者也。

防误

此脉之弦细而有力者。若无力，则属阳证阴脉，误为之汗，将属寒变，而非谵语者矣。

已上集三阳病。阳谓有余，气有余，即是火。虽名曰火，亦当别其有微甚者。此下集三阴病。阴谓不足，气不足，即是寒。亦当别其寒之有真伪者，有气虚而为寒者，有外入之真寒邪而为寒者。以气虚之人，卒受暴寒，不从三阳，直入三阴，斯时不急为温散，将见阴极而阳为之亡矣，是以四逆姜附等汤之必用者也。亦有寒邪稍轻，不得径入阴脏，而尚留阴经者，是以麻黄附子细辛等汤为之备用者也。此三阴寒邪之正治法也。亦有始从三阳为病，阳甚者，阴必为之亏损，始为阳病，终为阴病，阴虚亢甚，孤阳宁能独存？故曰：无阳者死，无阴者亦死。是以三阴之用清解，如黄连阿胶、承气等汤，皆所以抑阳而存阴者也，此皆传经后来之变证。所谓传经者，乃传变之传，本阳病未已，阴病复起，非传递之传。若谓始终只此一本，互相传递，则大悖矣。夫人之所以病愈者，务得其平耳。苟或不平，其变乱终无宁息。而但归咎于始病之伤寒，乃曰：治伤寒无补法。又曰：治伤寒无用清凉法。古今以来，不知蒙害者多矣，皆俗见之未能融也。

太阴之为病，腹满而吐，食不下，自利益甚，时腹自痛，若下之，必胸下结硬。

"食不下"当接有"自利"句，"自利益甚"当在末句。

疏曰：脾为运化之司，病则气馁于中，莫能四达，而腹为之满。满则在上莫能降，故吐而食不下；在下者莫能升，故自利。有时而腹自痛，非若积蓄而常痛者，若以诸为实，从而下之，其满益甚，乃令胸下皆为结硬，而自利益甚矣。

太阴中风，四肢烦疼，阳微阴涩而长者，为欲愈。

疏曰：脾为孤脏，以灌四旁。太阴病，则四肢不利。又曰：风淫末①疾。病先四肢，故四肢烦疼。疼则阳气为之受屈，其脉乃微；阴血为之闭塞，其脉乃涩。需从微涩之内，审得条然②而长者，此属生长之机，知其阳气而能来复，故为欲愈。

---

① 末：四肢。原作"未"，据文义改。
② 条然：修长貌。

诸诊皆然，不独此也。

伤寒脉浮而缓，手足自温者，系在太阴。太阴者，身当发黄。若小便自利者，不能发黄。至七八日，虽暴烦，下利日十余行，必自止，以脾家实，腐秽当去故也。

疏曰：浮缓而手足自温，此系在太阴之经，而非脏病也。在经者，不得从表解，必为发黄。小便利，犹之得汗泄也，故不能发黄。至七八日，太阳之寒转属阳明之热，故暴烦。下利十日余行，太阴寒湿之邪，皆从肠胃而自出，出尽则自止，腐秽当去，而欲得自愈也。

防误

下利日十余行，昧者将谓伤寒变下利，而生恐怖，此未得圆机者也。须知利自利，其人之腹内反舒，脉之浮缓而躁者，反得向和，而神反王①者也。若因下利，而用温补，反足以助胃热，而阻其腐秽当去之路，则误矣。

太阴之为病，脉弱，其人续自便利，设当行大黄、芍药者，宜减之，以其胃气弱，易动故也。

疏曰：将欲破耗，必顾虑本人之脉强弱何如，又须审问其出路之通塞，而为轻重权衡，不可以其当行者，而罔为之回护焉。

少阴之为病，脉微细，但欲寐也。

疏曰：少阴肾脏，乃元阳本宅，神明之幽宫也，轻易不得

---

① 王：通"旺"。《素问·至真要大论》："治其王气，是以反也。"

受邪，必其人真元素亏，乃至为病。元神不能自振，而脉则微细。阳盛者，不得寐；阴盛者，则但欲寐，而寐非安于寐者；若安寐，则属无病而和矣，引寤寐之机缄①，可以达阴阳开阖之能事，而神明之机用，尽在其中。余他见证虽未详载，可以类推而能及也。

少阴病，欲吐不吐，心烦，但欲寐，五六日自利而渴者，属少阴也，虚故引水自救。若小便色白者，少阴病形悉具。小便白者，以下焦虚，有寒不能制水，故令色白也。

"属少阴"句，当在"但欲寐"之下。

疏曰：经云："肾者，胃之关也"②。关者，谓其相关切也。故肾病者，每必关连及胃。欲吐不吐者，关于胃，而非胃病也。心烦者，关于心，而非心病也。在阳明之欲吐者则不得寐，在少阴则但欲寐，引此以为盛虚之别。至五六日，阴极而阳复，自为之利，利则阴邪从利而解，虚阳因而暴盛，乃微渴，引水以自救，而为欲愈也。又因小便色白，以为虚寒之实证。

病人脉阴阳俱紧，反汗出者，亡阳也。此属少阴，法当咽痛，而复吐利。

疏曰：阴阳俱紧者，太阳伤寒脉也。紧则为寒邪甚，法当无汗，而反汗出者，既非太阳中风，又非阳明内热透表，而汗出者，乃属少阴之亡阳也。亡阳者，法当咽痛、吐利而兼见者也。须知阴阳俱紧，表里之寒邪激迫，少阴真阳亦能出亡于外，不独阴盛于内，而阳亡于外之一端也，足可悟邪正交争，阴阳

---

① 机缄（jiān 煎）：机理，原理。
② 肾者，胃之关也：语见《素问·水热穴论》。

出入之情形矣。

厥阴之为病，消渴，气上撞心，心中疼热，饥而不欲食，食则吐蛔，下之利不止。

疏曰：厥阴病者，风木不得其平也。木有余，必水之不足。木有余，则反侮其金，故气上撞心，心中疼热。心胃相邻，而胃亦受病，故饥而不欲食。不欲食者，非不能食也。胃受木欺，虽饥，不遑求食，但食则引动风木之机用，风动，则蛔亦随之而上，盖风为中之天也，风火交煽，得水为之救，故消渴。本非实热，若从而下之，则利不止，属治者之悖乱也。然则，何以为之治？答曰：乌梅丸方出入可也。

厥阴中风，脉微浮为欲愈，不浮为未愈。

疏曰：风本浮虚，风中厥阴，则其入也深。又为风中之本宅，故其脉不能浮，但得微浮。可以验风邪之向外，而为欲愈也。

已上提纲一卷，集六经为病之情状，六气客邪之为病，注疏昭明，义理纯正。久于其中留心者，观之眼目自能一新，可以窥见全豹之一斑也。

卷之二

发　表

　　表，对里而言，乃外郭边事，而非脏腑之里也。虽或干连腑脏，其造端乃因于表，发之为言泄也，当泄不泄，因有所障蔽，而使生发之机秘塞，不得其天，乃令抑郁，终焉而死者有矣。故病邪之在表者，皆从而发之，因其势而利导者也，故曰发表。其纲领虽曰如此，而条目则有不可胜计。何也？表有浅深，邪有阴阳，病有久新，治有缓急，经有兼并，证有疑似，时令有寒暄，本人之体有虚盛，治法曾有差误，或失之太过，或失之不及，故仲景之虑也周，而设为种种诸条，欲学者悟得所以然，顿令心地豁开，厥后历诸险阻，如履坦夷，非专以一方一法而示人者也。予之尊奉而疏衍者，欲其有裨于世，是其心之所愿，安问其有知我者焉。

麻黄桂枝合疏

　　麻黄体轻而中空，草品之轻虚者莫如之，故取其能达肌表，开腠理，舒毛窍。其味微苦，其性微温，苦能泄实，温能就炎，故为发表之首领，非若荆芥、苏叶之类，仅堪为佐使者也。但气味俱薄，若不得接应之师，则逞其一往之性，难乎其为后矣。桂枝者，接应之师也。桂枝气温味辛而体轻，辛能开发，温能助阳，轻能达表。比之麻黄之主表也，稍近于里；比之麻黄之主泄也，稍近于缓。而麻黄则有泄无补，桂枝则有泄有补。无汗而麻黄者，惟恐其发之不利；有汗而桂枝者，惟恐其发之太过。麻黄汤之杏仁，升发之际即有降下之意存焉；桂枝汤之芍药，开发之时即有收藏之意寓焉。有时麻黄桂枝并用，有时麻黄桂枝独用，芍药之去留亦无一定，相机行事，合乎宜与不宜者也。前人有执定一见，谓风伤卫者桂枝，寒伤营者麻黄，不明所以，适足以惑人者也。盖卫外而荣内，风浅而寒深，以麻黄而治风伤卫之浅，则失之太过，以桂枝而治寒伤荣之深，则失之不及。然卫气开发，而荣气不为之动者有矣；荣气开发，而卫气未有不动者也。以桂枝麻黄而分别轻重浅深，则可矣；以桂枝麻黄执定为营卫之分主，则不可也。又云"有汗不得用麻黄"，条中有"汗出而喘，无大热者，可与麻黄杏仁甘草石膏汤"；又云"无汗不得用桂枝"，条中有"太阴病，脉浮者，可发汗，宜桂枝汤"。苟非会悟全体，随时取中，但以一知一解而任厥事，未有不障碍者也。

脉浮者，病在表，可发汗，宜麻黄汤。

疏曰：常人之脉得中，浮沉皆因病变。邪在表，气亦从而之表，故脉浮。表邪实者，汗孔必为之不利，故发汗即所以驱邪。其取却不专在汗，盖因汗可以验孔窍之开通。

防误

表邪皆浮，须知时令之寒暄，或有不宜于麻黄者，又有虚浮而属内伤者。

太阳病，头痛发热，身疼腰痛，骨筋疼痛，恶风，无汗而喘者，麻黄汤主之。

疏曰：阳主升，阴主降。阴寒切肤，阳气闭塞，不得升越，故头痛身疼，并及腰与骨节皆为疼。盖寒气之入人也深，直至于骨。发热者，阴乘于阳，阳欲得胜而未能也。恶风者，风且恶，则寒不待言矣。汗孔不得开通，则邪无出路，气争于内而为喘。麻黄汤者，开发汗孔，使寒邪得其去路，因而获宁者也。

防误

内伤亦有见此证者，属虚火上乘，但脉浮不紧，气不喘甚，势不急迫者也。

脉浮而数者，可发汗，宜麻黄汤。

疏曰：数与紧相似，紧以形象言，数以至数言，皆属阳盛有余，表气不得疏通，而为急迫之状，助以麻黄桂枝，盛之极者必衰，汗孔开，而数自减可矣。

防误

在初病者可也，若多日，则有自衄之证现。又，数而不实者，麻黄当在所慎。又，不可以数则为热，而佐之以寒凉。

伤寒脉浮紧，不发汗，因致衄者，麻黄汤主之。

疏曰：汗者，血之清；血者，汗之浊。汗不出，则血从而出矣。血虽出而不多，则表邪仍在，而终不得解，仍须麻黄汤主之。前云"宜麻黄汤"者，一定不易也。此云"主之"者，有商量出入之景象也。

防误

须点滴不成流，若盛极，则在所禁矣。

太阳病，脉浮紧，无汗，发热身疼痛，八九日不解，表证仍在，此当发其汗，服汤已，微除，其人发烦目瞑，剧者则衄，衄乃解，所以然者，阳气重故也。麻黄汤主之。

"麻黄汤"句，当在"发其汗"之下。

疏曰：太阳表证具，乃至八九日之久不解，而表证仍然具在，但只以现在之证而施治。有是证，当投是药，不以日久为疑忌也，当以麻黄汤。服汤已，但只表证微除，而大势未得转动。少顷，其人忽而发烦，目皆瞑晦①而不明，乃至于剧甚。如此者，必衄，衄则从前之不解者乃顿然而解。此何以故？因本人之阳气厚重也。阳气厚者，轻易不得受病，及至于病，虽八九日不解，而能自持，不即有内证。麻黄汤但能微动其机縠，直待其大气一转，而凶暴之势顿作，乃脱然而解矣。俗谓船之小者风浪小，船之大者风浪亦大，非小可②之易于入，而易于出者也。

防误

当发烦目瞑之际，不可生恐怖，理之所当有者也。此时之脉必然混乱，但于混乱之中，察其有纪纲者，是为欲愈之证据。

太阳与阳明合病，喘而胸满者，不可下，宜麻黄汤。

疏曰：两经合并而受病，不得从表泄，乃至太阳之清气逆于上而为喘，阳明之浊气逆于中而为满，致此之由，皆因表邪实盛之故。但解其表，而里证自平，故不可下，谓其权不在满，而满非实也。

防误

误认喘满为气逆，从而下之，则升降之机用悖殊，而病终不得解，留连而益甚矣。

---

① 瞑晦（mínghuì 明慧）：即晦瞑，昏暗不明。
② 小可：可，疑为舸（gě 葛），船也。小舸，即小船。

太阳病，十日已去，脉浮细而嗜卧者，外已解也。设胸满胁痛者，与小柴胡汤；脉但浮者，与麻黄汤。

疏曰：太阳病，至十日已去，脉之浮大者变为浮细而小，烦而不安者变为嗜卧而能安，必表邪自解，而为欲愈也。但凡表邪日久，里必有起而应之者，胸满胁痛，后应之师而未归降也，小柴胡以和之。设脉浮终不得平，必余邪潜伏在表，仍须与麻黄汤。可见有此病，投此药，不以前后计日而拘执也。

防误

麻黄汤者，须小可①其制，非太阳之初病也。

阳明病，脉浮，无汗而喘者，发汗则愈，宜麻黄汤。

疏曰：病在阳明，其治同于太阳。盖肺主身之皮毛，脉浮而喘，肺邪之实盛也。麻黄汤，泻肺之实邪者也，表解而内自宁，喘自得而息。此示人不必以经而为刻定也。

防误

虚浮而喘，属内伤者禁之。

太阳中风，阳浮而阴弱，阳浮者热自发，阴弱者汗自出，啬啬②恶寒，淅淅③恶风，翕翕④发热，鼻鸣干呕者，桂枝汤主之。

疏曰：风者，寒之温气。，寒温相得则为和，宜乎不为人病矣。而为病者，寒偏胜之也，但有别于纯寒者也。阳浮热自发

---

① 小可：此指适当减少用药剂量。
② 啬啬（sèsè 色色）：肌体畏寒收缩貌。
③ 淅淅（xīxī 西西）：畏风貌。
④ 翕翕（xīxī 西西）：发热貌。

者，正能胜其邪也。阴弱汗自出者，阳能自强，不似寒之闭固，而绝无得汗也。啬啬渐渐翕翕，皆可缓之貌，非若寒邪之无暂宽也。鼻鸣者，不似寒之喘；干呕者，不似寒之呕而逆。治此者，但以桂枝汤，不必益之以麻黄也。

太阳病，头痛发热，汗出恶风者，桂枝汤主之。

疏曰：但举头痛，而不及周身者，以风邪但亲乎上。不似寒之撒下也，云恶风者，恶寒之为别也，发热汗出，正往胜邪而未克也，桂枝辛温，用以为之助。

防误

阳虚阴火上乘者，亦见此证，但脉不躁甚，发作有时，而不常如此也。

太阳病，发热汗出者，此为营弱卫强，故使汗出，欲救邪风者，宜桂枝汤主之。

疏曰：风邪在卫，而营不病，故脉不紧身不疼。但发热汗出者，风邪扰乱故也。桂枝以救邪风，风去而卫得其平，热不发，汗亦不出矣。强弱者，卫得风而强，营无邪，较之则云弱矣。

防误

发表须分营卫，治卫病者毋伤其营，治营病者毋伤其卫。然而营病者，势不得不动其卫矣。

太阳病，外证未解，脉浮弱者，当以汗解，宜桂枝汤

疏曰：上条卫强者宜桂枝汤，谓其风邪强盛也。此云表未解而脉浮弱，解表不得不发泄，脉弱却又非所宜，即当以汗解

者，但宜桂枝，不得轻用麻黄也。其示人以轻重出入，何其周密耶！

防误

脉弱而误为大发泄，恐真阳脱出，汗不休，将为寒变矣。

太阳病，外证未解者，不可下也，下之为逆。欲解外者，宜桂枝汤。

疏曰：为治之道，顺而已矣，未有逆而能之者。自外而入者，自外而出，是之谓顺。若从而下之，则逆矣，其变乱将不可胜计。故曰：天下本无事，庸人自扰之。既下之而逆，仍须于逆中求顺，但宜桂枝，而不主以麻黄者，因下后气屈，而稍近于里也。

太阳病，先发汗不解，而复下之，脉浮者不愈，浮为在外，而反下之，故令不愈。今脉浮，故知在外，当须解外则愈，宜桂枝汤。

疏曰：脉者，人身之枢机，响应莫如其捷，而主宰端在于斯。孰云伤寒凭证不凭脉者，此未达之言也。是条示人重在凭脉。

防误

须于浮脉之中，审其邪气之有无。若浮而虚者，桂枝非所宜。

伤寒发汗，解半日许，复烦，脉浮数者，可更发汗，宜桂枝汤主之。

疏曰：汗后人安脉静，则为欲愈。复烦而脉浮数者，既出之邪，复入而为虐也。但宜桂枝者，因其汗后，不堪再加猛峻也。

防误

数而虚者，桂枝非所宜。表邪初退，每多见此，少待自平。又不可因其数也，而佐之以清凉。

伤寒不大便六七日，头痛有热者，与承气汤。若小便清者，知不在里，仍在表也，当须发汗。若头痛者必衄，宜桂枝汤。

"宜桂枝汤"，读当在"发汗"之下。

疏曰：将欲攻里，须验其小便之清浊。六七日不大便，而小便尚然清者，知其热未入里，头痛仍属乎表，宜桂枝汤。但热郁日久，必致衄而后解。

阳明病，脉迟，汗出多，微恶寒者，表未解也，可发汗，宜桂枝汤。

疏曰：阳明汗出多，宜乎脉调畅、不恶寒，而为欲愈矣，不则脉大而反恶热也。今脉反迟滞，而微恶寒者，则汗虽出，而表仍未得和也。发汗者，所以和营卫也。此示人之辨证心细如发，岂卤莽之辈所能任耶！

防误

迟而无力者为阳虚，有力者为邪未尽。

太阴病，脉浮者，可发汗，宜桂枝汤。

疏曰：阴脉之浮，其浮也不甚，但见微浮，则知其欲透外，从而顺导之。桂枝为里之表剂，非若麻黄为表之表者，轻重浅深，务在得宜焉。

下利后，身疼痛，清便①自调者，急当救表，宜桂枝汤。

疏曰：清便自调，则里自和矣。身疼痛，表病也。里和表病，急当救表。但宜桂枝者，谓其下利之后也。

病人脏无他病，时发热自汗出，而不愈者，此卫气不和故也，先其时发汗则愈，宜桂枝汤。

疏曰：脏无他病，非属内伤，又非外感，但病在营卫不和。时发热者，如疟之刻定有时。此何以故？盖因营卫周行，至此触动而发作也。先其时者，如治疟之迎其将来，闲尝皆不可得其机縠也。

防误

可见桂枝汤乃调和营卫之专主，不可以麻黄汤比并而称者也。

病常自汗出者，此为营气和，营气和者外不谐，以卫气不共营气和谐故尔。以营行脉中，卫行脉外，复发其汗，营卫和则愈，宜桂枝汤。

疏曰：上条发作有时，此则无时而常自汗，但不发热者，亦属营卫不和。盖营卫相得则为和，而营不得独为之和也。营行脉中，卫行脉外，阴阳各判而不相交，谓之不和，必也卫行脉中，营行脉外，则相交互，斯谓之和矣。桂枝用以和营卫，虽云发汗，非正发汗也。

防误

必须无外感、内伤证，但病专在营卫者，可矣。

---

① 清便：排便。

太阳病，得之八九日，如疟状，发热恶寒，热多寒少，其人不呕，清便欲自可，一日二三度发，脉微缓者，为欲愈也。脉微而恶寒者，此阴阳俱虚，不可更发汗、更吐、更下也。面反有热色者，未欲解也，以其不得小汗出，身必痒，宜桂枝麻黄各半汤。

疏曰：发热恶寒如疟者，邪正相胜也。热多寒少者，正胜其邪也。不呕者，知其不犯内也。清便自调者，里气和也。发之频，而脉反微缓，且不急躁者，胃气能自主，而为欲愈也。设脉不得其缓，但见衰微而恶寒，则属阴阳俱虚，当从事辅助者也。但虚者，其面必怯而失色，反有热色者，仍属微邪未净，欲得解而未能，故身为之痒也。桂麻各半者，且发且收，且去且留也。

防误

此不专事桂枝，而反同以麻黄者，谓其面热身痒，邪在轻虚浮浅之处，而麻黄能达也。

太阳病，项背强几几、无汗、恶风者，葛根汤主之。

疏曰："几几"，雏之短翼者，欲伸而不能之象，项背之强，有似乎此。无汗，表邪之实也。恶风，不若恶寒之为甚也。葛根汤以开发之。按葛根之与麻黄，则小有分别：麻黄主皮毛，葛根则兼乎肌肉，是浅深之有别也；麻黄气温，葛根气稍寒，是则阴阳之有别也；麻黄性烈，葛根性稍平，是则性情之有别也。然葛根汤中亦有麻黄，以葛根名汤者，是则主佐之有分别也。然则此汤之用，为太阳之阳明，皮毛而肌肉者之适宜矣。俗医但知葛根为阳明之专品，既不明其故，又乌能得其用哉！

太阳与阳明合病，必自下利，葛根汤主之。

疏曰：二阳皆病，正气全力治外，而里则不暇治，故必下利。其利也不甚，但令外解，而自还其旧治矣。创论之意，欲人①悟得气机之出入，而有偏重偏轻者，又治病必审其所因，不可见利，而即以利为治也。

防误

俗以为伤寒漏底，而生恐怖，从而固塞者，必令喘满。

太阳与阳明合病，不下利，但呕者，葛根加半夏汤主之。

疏曰：上条下利者，正往胜邪，而幽深失于自固也。此不下利但呕者，正邪相持于表里之间，而不相得也。加半夏，是为两解之法。

已上麻黄、桂枝、葛根三法，属发表之专任，运用得宜，必能奏效。此外则有兼并之不同，有表寒而里则热者，有外内皆寒者，于是遂有石膏姜附之异治，因兼证而别为创法也。

青龙白虎名义

龙虎，难狎之物，谓其为险也。因其险而弃之可乎？不然也。事在人为，眼欲其明，手欲其捷，审之也至慎，发之也至决，但不可以轻视如群类，而难之可也。昧者，将以难为易，以易为难，并莫之其为难为易者有矣。今以其名汤者，其险其难，有类乎此。当事者，不可不凛然如龙虎之在御也。夫小青龙，表未解，而内有水气；大青龙，表不解，而内有温邪。小青龙则有利水、解表之两难，大青龙则有治寒、治温之不易。

---

① 人：原脱，据永思堂本补。

大青龙之难在石膏，小青龙之难在干姜。当其脉紧，身疼痛，无汗，阴邪正盛之际，敢以石膏为用，宁不令其中寒乎？将弃温邪而不顾，竟以麻黄、桂枝乎？大小云者，言其险恶之有大小也。小青龙用之不当，能令内热，而阳气偏盛；大青龙用之不当，足令阴盛而中寒顿作。盖热而使之寒也稍易，寒而使之热者也则难，何也？人以元阳为主宰，而阴不可使其盛也。白虎余义，见清热类。

太阳中风，脉浮紧，发热恶寒身疼痛，不汗出而烦躁者，大青龙汤主之。若脉微弱，汗出恶风者，不可服，服之则厥逆，筋惕肉瞤，此为逆也，以真武汤救之。

疏曰：浮紧，发热身疼，无汗，伤寒证也。乃先提中风，是为风中在先，而寒伤在后，而有浅深之别也。盖风者，温之气，而遭于寒，不得外泄，是为烦躁。于时欲先驱寒，则风温不可助其焰；欲先治风温，则寒邪因之而内入。两势相停，难分孰缓孰急，须得脉之盛实者，属阳气厚重，为一举而两败之。若脉稍弱，则阳气非重，汗出恶风，则表邪非实，犯之则寒盛而为厥逆，风盛而为筋惕，不得已，先救其阳，而为急务者也。

防误

脉微，乃微甚之微，而非微杪①之微。若既微且弱，则与所见之证皆不合，而救治之法亦迥异矣。又须知此病得之三时，而非严寒之令。严寒，则风不得而为温也。

伤寒脉浮缓，身不疼，但重，乍有轻时，无少阴证者，大

---

① 杪（miǎo 渺）：树枝的细梢，引申为小。

青龙汤发之。

疏曰：缓则不紧，缓为温之气，且身不疼，则寒轻而温重矣。又须分别其无少阴证，少阴证者，恐属少阴之精不藏，发为风温，则与青龙相悖殊也。

防误

缓非和缓之缓，但不紧，其人必烦躁不能自安者。

太阳病，发热恶寒，热多寒少，脉微弱者，此无阳也。不可更汗，宜桂枝二越婢一汤。

疏曰：微乃微甚之微，非微细之微，但不过强耳。既云热多，脉安得微？无阳者，表之寒邪轻，而里之温热重也，故不可更汗。谓其热多，故佐之以石膏。越婢者，发越之力，如婢子之职，狭小其制，不似大青龙之张大也。

发汗后，不可更行桂枝汤。若汗出而喘，无大热者，可与麻黄杏仁甘草石膏汤。

疏曰：汗下后，当病去而人安矣。若仍汗出而喘，却无大热堪任以若寒者，其热却在轻虚浮浅之处，而肺不得为宁宇者，麻杏甘石为适宜。而桂枝辛温，足以助热，故云不可，麻黄反得其宜也。

防误

二条有属虚阳外越，而非温邪为患者，于下后更宜详审，然当用而不知用，其害亦一也。微乎微乎！

已上发散表邪，皆以石膏同用者，盖石膏其性则寒，寒能胜热，其味则薄，薄能走表，非若芩、连之辈，性寒味苦而厚，不能升达者也。

伤寒表不解，心下有水气，干呕发热而咳，或渴，或利，或噎，或小便不利，少腹满，或喘者，小青龙汤主之。

疏曰：凡物之理，相对待者也。有大青龙表不解而内有火气，则有小青龙表不解而内有水气，不则立法非全备也。盖寒者、水之气，同类相求者也。故表有寒者，内即防有水气。阳脉不足，阴往乘之，肾气上凌于心而然也。外内相搏，于是有或然诸见证。干呕者，水气非有形之属也；发热者，阳气扰乱而不得其平也；热则必渴，虽渴而不求饮；咳、噎、喘者，水气激迫之所为也；水气停留则小便不利而少腹满，大便反为之快也。麻黄、桂枝、细辛用以解表；干姜、半夏用以温中；五味者，欲肺之有权，而司降下之令，使水气之得以就下也。

防误

今时治咳者，咸云肺热，动则以苦寒，久久不效，变为内损者有矣。

伤寒心下有水气，咳而微喘，发热不渴。服汤已，渴者，此寒去欲解也。小青龙汤主之。

"小青龙"读当在"不渴"之下。

疏曰：喘而微者，水气不似热喘之为甚也。上条云渴，此云不渴者，渴属间有者也，欲人不可因渴而致疑其非水也。不渴而渴，可以验水气之得解矣。

少阴病，始得之，反发热，脉沉者，麻黄附子细辛汤主之。

疏曰：阴寒初中，在里之表，表之里者也。脉沉为在里，而反发热则又属之表。阴邪虽盛，元阳尚能自主而有权，不即深入于里，而无腹痛下利等证。附子以壮元阳，麻黄主表，细辛温中而为接应，引寒邪仍从表而出。

防误

沉而有力，属表之阳邪深入，不得以此条为例，必沉之细弱而迟，其人神倦，不能自振者宜之。

少阴病，得之二三日，麻黄附子甘草汤微发汗，以二三日无里证，故微发汗也。

疏曰：少阴病者，其脉必微细也。二三日，寒邪方盛之时。无里证者，不腹痛下利也。是属之太阳则入也深，属之少阴则以为浅。附子、甘草以壮元阳，则脉之细微者能使其盛。麻黄引之以向外。微发汗者，用意在乎舒发，非正发汗也。

防误

用药之法，务在浅深高下轻重适当其可，无太过不及之弊，则庶几①乎。岂能画定者哉？

伤寒八九日，风湿相搏，身体疼烦，不能自转侧，不呕不渴，脉浮虚而涩者，与桂枝附子汤主之。若其人大便硬，小便自利者，去桂枝加白术汤主之。

疏曰：伤寒八九日，与夫风湿相搏，身体疼而烦，乃至不能自转侧，此在表之邪实而盛。盖伤寒至八九日，与夫风湿之表盛者，其内必热盛，或自表而之里。今不呕，知其不入里；不渴，知其内不热盛。此何以故？在里之阳气本虚而然也，故脉不盛而大，反浮虚而涩者，与桂枝以透表，附子以壮元阳。但湿气盛者，大便溏，小便必为之不利。若夫大便硬，小便自

① 庶几（shùjǐ 树机）：差不多。

利者，此表之客邪却，而里之脾土在所当培也，故去桂枝加白术。

防误

但知其表邪盛，而不参之以脉，专意发表，则里之元阳愈虚，而表亦终不得解。

风湿相搏，骨节烦疼，掣痛不得屈伸，近之则痛剧，汗出短气，小便不利，恶风，不欲去衣，或身微肿者，甘草附子汤主之。

疏曰：风则伤卫，故汗出气短而喘。恶风不欲去衣，湿流关节，故疼烦，掣动则痛，以手近之，其痛益甚。湿属有形之邪，故微肿。皆因阳气不壮，莫能胜邪，乃令邪气留着。甘草、附子以壮元阳，阳壮则阴邪自解矣。

防误

必脉之沉而细者。若浮大而盛，则风多而湿少，附子须在审之。

已上发散表邪，皆以姜、附同用，与前条之石膏相对待者也。盖阳气重者，主以石膏；则阳气虚者，姜、附在所宜矣。在人之审谛何如耳！更有不轻不重者，又当作何决择？故活法在人，无一定之例，惟圆机者，乃堪任以厥事。

二阳并病，太阳初得病时，发其汗，汗先出不彻，因转属阳明，续自微汗出，不恶寒。若太阳证不罢者，不可下，下之为逆，如此者，可小发汗。设面色缘缘正赤者，阳气怫郁在表，当解之熏之。若发汗不彻，不足言阳气怫郁不得越，当汗不汗，其人烦躁，不知痛处，乍在腹中，乍在四肢，按之不可得，其人短气但坐，以汗出不彻故也，更发汗则愈。何以知汗出不彻？以脉涩故知也。

疏曰：此条取重在结句。盖脉之涩滞滑利，足以验人身枢机之开合。但涩之为脉，浮沉虚实皆有见者，此必浮之而实，非沉之而虚者。

已上发表，旧本收录无有伦次①，交错其间，读之更觉其义难明，今为之提出，井然有条，使学者易于解悟，非好意而妄为之也，知者自不为罪。

渗 利

夫人之一身主宰，无非此气机耳。机之不能上达者，使之上达，发表是也。既上达矣，又有不能下达者，使之下达，渗利是也。《经》曰："其高者，从而越之；其下者，引而竭之②"。名曰"渗利"，实所以转旋此气机耳。故曰"气即水，水即气。"水之不利，足以验气机之不利也。又曰"汗即尿，尿即汗"，汗尿虽殊，同归于水，而水又气化之所由生也。今人但称汗、吐、下三法，而渗利一门，置之罔觉，不知仲景细密处却在乎此。既不能悟其所以，又乌能得其所用哉！

中风发热，六七日不解而烦，有表里证，渴欲饮水，水入口则吐者，名曰水逆，五苓散主之。多服暖水，汗出愈。

疏曰：发热属表，烦渴欲饮水属之里，故曰有表里证。渴欲饮水者，风热亢甚，欲得水而为之济也。水才入口而即吐，

---

① 伦次：条理。
② 其高者……引而竭之：语本《素问·阴阳应象大论》。

其于水逆何？此又里之里者也，其取重却在乎此。水逆云者，肾为水之脏，太阳相为表里，因太阳之标病，引动少阴之本病而然也，故救表可缓，而救里为急。五苓散者，里之品味也。白术以培中土，使水邪得有畏忌，而不敢逆上；二苓泽泻，引失位之水邪而归于其所。肉桂之气则温，温能亲上，其质则降，降能亲下，取其能周全乎其两间，无非欲使水邪之不逆，不逆则不吐。继之以多暖水，如是则阴阳和，而雨泽降，汗出而愈矣。

防误

渴欲饮水，有似阳明胃燥，但燥则消水，而不入口则吐。须知此渴，不若阳明胃燥之为甚，其脉亦不盛而实。若然，则与五苓之性味大相悖殊矣。愚为表而出之，时流而遇斯证，不识将何措手，有负先圣多矣。

太阳病，发汗后，大汗出，胃中干，烦躁不得眠，欲得饮水者，少少与饮之，令胃气和则愈。若脉浮，小便不利，微热消渴者，与五苓散主之。

疏曰：前段之渴，乃因汗出多，亡津液，胃中干燥，但少与之水，使胃气和而燥渴自愈。如此者，小便必利。后段云脉浮，既大汗出，则浮为虚浮，非表邪之未净，乃虚阳之不得就下。其热但微，热微则不当消渴，致此之由，皆因小便不利，坎下离上，水火不得交通。五苓散者，从阳引阴，阳气得以就下，阴津自能上潮，而脉浮、微热、消渴等证皆顿然而愈矣。

防误

小便不利，须别其色之清浊。若热结膀胱而不利者，其色必浑浊而短涩，脉必沉实而不虚浮。

发汗已，脉浮数，烦渴者，五苓散主之。

疏曰：发汗已，邪既退却，则脉当缓而弱矣。反浮而数者，则浮为虚浮，数为虚数，烦为虚烦，渴为虚渴也。虽无小便不利，而亦主以五苓散者，乃从治之法。以热治热，其始则同，其终则异，得其旨者，只属等闲，昧者反为之骇异矣。

防误

虚实之辨，须审之又审，至于确是，不则其变将莫能救。

伤寒，汗出而渴者，五苓散主之；不渴者，茯苓甘草汤主之。

疏曰：时流但知渴因于燥，燥者润之。五苓散，皆性味之燥者，何以反治渴？盖太阳之本，本于少阴。标病而往，本病随之。少阴为肾之脏，其味为咸，渴因于咸。五苓散，品味之淡者也，淡能治咸，用以收摄肾邪，不使僭①上者也。其不渴者，知无肾邪之干犯，但培其中土而已矣。

防误

此属渴之一端。若阳明燥热之渴，宜行白虎汤者，是属抱薪救火；若以白虎汤而投于此证者，是属教猱升木②。

服桂枝汤，或下之，仍头项强痛，翕翕发热，无汗，心下满，微痛，小便不利者，桂枝去桂加茯苓白术汤主之。

疏曰：虽经误治，而发热项痛无汗，表证具在者，仍须从表解。心下满微痛，小便不利者，肾邪乘虚，欲得而凌上也。

---

① 僭（jiàn 见）：超越本分。

② 教猱（náo 挠）升木：喻教唆为恶。出《诗·小雅·角弓》"毋教猱升木，如涂涂附"。猱，猴类之一，性善登树，若教使，必为之。

虽有表里证，须先表而后里，庶机不至混乱失序。桂枝去桂欲其从事于表，加茯苓白术用以缓肾邪之逆上。设表邪得解，则去桂枝加桂以救里①，不待言矣。

太阳病，小便利者，以饮水多，必心下悸；小便少者，必苦里急也。

"以饮水多"接"太阳病"句，"小便利者"接下句。

疏曰：太阳之渴，不似阳明燥甚，不可以多饮。多饮适令为患，小便虽利，水气尚能为心下悸。若少者，必苦里急，亦当以五苓散主之。

防误

饮食之于人也，不但食之不可过，而饮亦在所当节。慎之哉！

本以下之，故心下痞，与泻心汤。痞不解，其人渴而口燥烦，小便不利者，五苓散主之。

疏曰：本非阳邪实盛，不当下，反从而下之，乃令胸中阳气受伤，不能运化而为痞。因其痞，而更以泻心汤与之，则其痞益不得解矣。其人但渴而躁烦，小便不利。渴而躁烦者，阳气为之扰乱，而不归安也；小便不利者，膀胱之气化被伤，而不得通调也。五苓散通其气化，适所以治痞也。

防误

若痞而坚且硬者，乃属有形之邪，非此所宜。

---

① 则去桂枝加桂以救里：诸本皆同，然于文理、医理皆不通，审其上下文，应作"桂枝去桂加茯苓白术以救里"。

伤寒厥而心下悸者，宜先治水，当用茯苓甘草汤，却治其厥。不尔，水渍入胃，必作利也。

疏曰：气脉流行，不循常道，为之悖逆，名之曰厥。但厥必有由，于是有痰、食、寒、热、气、水之不同，此因于水者也。水气不循故道，则水之寒气上乘于心而为悸，故治水即所以去悸，而厥亦回。设或不然，则水之甚者，其土必潦，因为之作利矣。

太阳病，寸缓关浮尺弱，其人发热汗出，复恶寒，不呕，但心下痞者，此以医下之也。如其不下者，病人不恶寒而渴者，是转属阳明也。小便数者，大便必硬，不更衣十日，无所苦也，渴欲饮水，少少与之。但以法救之，渴者，宜五苓散。

"但以法救之"一节，读当在"医下之也"之下。

疏曰：浮缓而弱，发热汗出，风邪在表，而里原不实者也，奈何误下，乃令复恶寒。复恶寒者，始初恶寒，及至发热汗出，而寒不恶矣，今复恶寒者，下之而令中寒也。若呕，则正气犹能胜之，今不呕，则气馁于中，故心下为之痞。既为所误，当思所以救之，若不渴而有中寒证现者，则当从事温中矣。若渴者，但宜以五苓通膀胱之气化，寒气于斯而亦出矣。如其不下，不恶寒而渴者，是风热传里，而为阳明内燥者也，故小便数而大便硬，虽不更衣十日，而无燥结之苦。渴欲饮水，但少少与之，始终回护，皆因脉之缓弱不实者而示戒也。

阳明病，汗出多而渴者，不可与猪苓汤，以汗多胃中燥，猪苓汤复利其小便故也①。

---

① "阳明病"句：此条后缺疏衍内容，诸本同。

卷之三

涌　吐

经曰："为治之道，顺而已矣①。"因其势而利导之者也。如是，则可以赞②天工，不可以代天工也。然赞之与代，若不相甚远，赞则本之于天，代则出自人为。赞之为是，而代则非。所谓涌吐者，涌若似属人为，必须审其欲得以吐者而涌之，则用力少而成功多，虽涌犹于未涌也。所谓当吐者，因其不实不虚，不表不里，不上不下，若有若无，而为患于其间，得一为之触动，大气因之而转旋，患去而宇内得以清宁，用思不为不巧而捷矣。其或非所当吐者而涌之，不但不能响应，其变反令多端，在审谛者之何如耳。然涌吐与和解之见证略相似，但涌吐之邪则有专一，已入于胃；和解则未成专一，而在于胸胁间者，是以欲有分别焉。

阳明病脉浮而紧，咽燥口苦，腹满而喘，发热汗出，不恶寒反恶热，身重，若发汗则躁，心愦愦，反谵语；若加烧针，必怵惕，烦躁不得眠；若下之，则胃中空虚，客气动膈。心中懊憹③，舌上胎者，栀子豉汤主之。

"心中懊憹"一节，读当在"身重"之下。

疏曰：发热汗出，不恶寒反恶热，咽燥口苦，腹满而喘，阳明之内热已甚，但脉仍浮紧而不大，身虽不痛，仍重而不轻，

---

① 为治之道，顺而已矣：语本《灵枢·师传》。
② 赞：辅助。
③ 懊憹（náo 挠）：烦闷不舒貌。

如是者，发汗烧针皆不可，谓其内热而焰不可助也。若下之，则胃中本来空虚，误下顿令客气乘虚而动膈。更察其心中懊憹，有可恼之情况，舌上微胎，足验其邪热之结聚。不得一宣达之力，则何以解？栀子味苦而性微寒，苦寒者就下，而体却轻浮，轻浮者又能就上。豆为五谷之重者，重则就下，既经酿化，则轻能就上，意在使之不上不下，出没乎其两间，若涌荡焉！涌之不已，势必吐达，吐则邪因之而越，表里诸证，顿然而解矣。

防误

邪热已成坚硬者，则非所宜。

阳明病，下之，其外有热，手足温，不结胸，心中懊憹，饥不能食，但头汗出者，栀子豉汤主之。

疏曰：下之得宜，则病去而人安矣。不能自安者，虽下而邪热自若也。下后，其外有热，手足温，不结胸者，其阳气原厚，虽下之不当，未尝因之而气馁也。心中懊憹，饥不能食，但头汗出，皆邪热在膈之上，当吐而不当下者也。虽经下后，仍从事吐达，不因下后而为退缩也。

防误

须脉之缓滑有力，阳邪有余，不然，则上下交征，宁无脱绝之虑乎？

发汗，若下之，而烦热，胸中窒者，栀子豉汤主之。

疏曰：汗下，皆所以除烦而退热者也。发汗若下之，而烦热具在，胸中虽不能结硬，但觉窄狭，不得宽舒，必邪热之为障，非汗下之所能除者也，须从而吐达之。

防误

须知有虚烦而热，胸中不得自如者，其辨在脉之虚实。

发汗吐下后，虚烦不得眠，若剧者，必反复颠倒，心中懊
憹，栀子豉汤主之。

疏曰：汗吐下，所以驱邪者也。邪去则当获宁，而复其旧
治矣。今乃虚而无有形象，烦而不得安眠，若盛而剧者，必致
反复颠倒，心中懊憹，而有可憎者，此何以故？盖因攻伐虽行，
而余党散漫，未能廓清者也，须得一涌之力以荡平之。

防误

烦而果属虚乏者，又当从事补养，其别在于脉之虚实。但
此际分别虚实甚难，谓其虚不甚虚，实不甚实，几希隐约之间，
惟指下灵巧者得之，可以意会，不可以言传也。

若少气者，栀子甘草豉汤主之；若呕者，栀子生姜豉汤
主之。

疏曰：此承上条，虚烦而少气者，佐之以甘草，以扶正气；
胃之本气虚寒而作呕者，助之以生姜，以壮胃阳。一甘草、生
姜之加，已有深意焉！即甘草、生姜而比类之，则温补之发端，
可以见其大概矣。

伤寒五六日，大下之后，身热不去，心中结痛者也，未欲
解也，豉①子豉汤主之。

疏曰：五六日，大下之后，心中结痛，而身不热者，则其

---

① 豉：诸本皆同。宋本《伤寒论》作"栀"，当是。

热结在里，而诸泻心汤所宜用也。其所以异者，身热仍不去，则知其热原在浮浅之膈上。心中结痛，因大下而克伤所致也，仍须从而吐之。吐后则身热去，其结痛不待治，而亦能自解矣。

防误

若下之而利不止，身热不甚，脉不克盛者，禁之。

下利后，更烦，按之心下濡者，为虚烦也，宜栀子豉汤。

疏曰：初因烦满而下之，乃下利之后，而更加其烦，则知利自利，其所以为烦者，非下利之所能解也。按之心下濡，其结原不实而轻虚，须从而吐达之。

防误

若烦而甚，有内伤证现，脉非邪盛者，须当救里。

太阳病，吐之，但太阳病当恶寒，今反不恶寒，不欲近衣，此为吐之内烦也。

疏曰：吐则胃中元阳暴露，太阳之恶寒亦得而解，故内烦不欲近衣。亦须阳气自能收敛平复，烦不可以久也。

太阳病，当恶寒发热，今自汗出，不恶寒发热，关上脉细数者，以医吐之过也。一二日吐之者，腹中饥，口不能食；三四日吐之者，不喜食糜粥，欲食冷食，朝食暮吐。以医吐之所致，此为小逆。

疏曰：吐后自汗出，不恶寒发热，太阳之表邪得解也。但关上脉细而数，以医吐之过，谓病在太阳，不当以吐也。胃气受伤，而脉变细数，但阳气暴露而有微甚：一二日阳气未甚而吐之者，其热在膈上，故腹中虽饥，而口不能食。三四日阳气已甚而吐之者，糜粥火力多，故不喜食，欲得冷食，然朝食而暮则吐，能纳而不能消。上虽假热而中则真寒，此皆因不当吐而吐之，是以有如此之变象。虽然，其逆犹以为小，盖因人事而失之者，可得人事而补之，非若天然，则为大逆矣。此设为吐者之防闲。

凡用栀子汤，病人旧微溏者，不可与之。

疏曰：谓其平素大便滑泄，防助中寒之变，故垂戒焉。

病如桂枝证，头不痛，项不强，寸脉微浮，胸中痞硬，气上冲咽喉不得息者，此为胸有寒也，当吐之，宜瓜蒂散。

疏曰：如桂枝证者，有似乎太阳中风，亦脉浮而喘，但头不痛，项不强，无太阳表证也。其原因胸中阳气不振，阳虚则阴盛，阴盛则易于结聚。津液之浊者，凝聚而为痰，胸中乃为之痞硬，阻塞气道之往来，则冲激而不得以息；阻塞脉道之出入，则升降不得如常而微浮。但吐去其为结聚，则可以获安。瓜蒂其味苦，苦能降下，其质轻浮，浮而亲上，欲其浮沉动荡乎其间，为之涌动，而令其吐达焉。

防误

元阳之不虚者，何得痰为之结聚？既结聚矣，则反属有余而成实。故曰"邪之所凑，其气必虚"。留而不去，其病由实。治此者，须审其元气能胜药力者，而行此猛捷之法，不则，恐变生呼吸间。

病人手足厥冷，脉乍紧者，邪结在胸中，心中满而烦，饥不能食，病在胸中，当须吐之，宜瓜蒂散。

疏曰：胸中者，手足之根元，阳气之所由来也。胸中结聚，元阳不得四达，厥冷宜矣。气结而脉亦结，故乍然见坚紧之象。心中满而烦，虽饥而不能食，谓有所障碍者也。治此者，亦当用吐达之法。

此上二条，其一关系在肺，其一关系在胃。在肺者，则现气道之为患；在胃者，则见食谷之不得。

攻 下

攻，专治也。下，欲得就下，不可以汗，不可以吐也。因其邪属重浊，浊阴出下窍，理顺而易位者也。若当下而不下，病邪稽留，正气受困，而成败伤，故曰久反有不能下者。若不当下而早为之下，则邪未成实，攻之徒损正气，而邪亦不解，反令痞满结胸。斯时将欲破邪不可得，助正气亦不得，乃致束手无策者有矣，此未达乎机要者也。故曰："知机其神乎"①。又曰："机者不可挂以发"②。谓其绝无疑义，决定当如是行也。纲领虽曰如此，其间复有浅深高下之不同，气分血分之别异，故仲景设为种种方法，欲学者领悟得所以然，及至当局③，如隔垣洞见④，信手拈来，非拟议而后行，暗中而摸索者也。

伤寒大下后，复发汗，心下痞，恶寒者，表未解也，不可

① 知机其神乎：语见《周易·系辞下》。指人能够预知事情萌发的细微迹象，就能与神道相合。

② 机者不可挂以发：语见《素问·离合真邪论》《灵枢·九针十二原》。意为治病时必须准确把握气机虚实的变化关键，以便及时恰当施治。

③ 当局：指临诊时。

④ 隔垣洞见：典出《史记·扁鹊仓公列传》。本意为隔着墙壁可以很清楚地看见对面的事物，此喻明了了病情。

攻痞，当先解表，表解乃可攻痞。解表宜桂枝汤，攻痞宜大黄黄连泻心汤。

疏曰：大下后复发汗，则阳虚而恶寒，胸中之大气不能运化，而为之痞，若此者，岂可攻痞？务必令阳气得复，表解乃可攻痞。解表宜桂枝，攻痞宜大黄者，乃约略之辞，非直以此为用也。

防误

此条当与和解类中附子泻心汤证参看。

心下痞，按之濡，其关脉上浮者，大黄黄连泻心汤主之。

疏曰：心下痞，按之濡，濡，软也。宜乎属胸中之阳气不振，其脉亦当沉滞，而关脉反独浮出者，浮为阳盛，则痞属可攻。

防误

脉浮，须任按而有力。泻心亦须小可其制，谓其按之且濡而脉浮者也。

小结胸病，正在心下，按之则痛，脉浮滑者，小陷胸汤主之。

疏曰：心，胸别名，其位不殊。谓之小者，其结也不甚，且按之方痛，而脉仅浮滑，非若大陷胸，按之石硬，脉沉而紧。治此者，但以黄连、半夏、瓜蒌之轻剂，不必硝、黄、甘遂之猛厉也。

伤寒六七日，结胸热实，脉沉紧，心下痛，按之石硬者，大陷胸汤主之。

疏曰：六七日，未经吐下，热实而胸结，心下痛，按之如石之硬，脉沉而紧，且不因于误下而成，则纯乎其实者也，故堪任以大陷胸之峻利。

结胸者，项亦强，如柔痉状，下之则和，宜大陷胸丸。

疏曰：背项者，胸中之府，其结在胸，故其应在项，反张如柔痉之状，下之而项强自和。宜大陷胸丸者，谓其由于渐成，非若用汤之因于暴得者也。

太阳病，重发汗而复下之，不大便五六日，舌上燥而渴，日晡所小有潮热，从心下至少腹硬满，而痛不可近者，大陷胸汤主之。

疏曰：从心下至少腹，皆硬满而痛，不可以手近者，燥实之明验也。虽曾下之，得以虚而顾虑，况不大便五六日，燥渴而有潮热者乎？

防误

证之全实者，其脉必全虚。此际脉必沉伏，不可生疑畏，下之，而脉自渐出。

伤寒十余日，热结在里，复往来寒热者，与大柴胡汤，但结胸无大热者，此为水结在胸胁也，但头微汗出者，大陷胸汤主之。

疏曰：往来寒热而里热未结者，小柴胡汤是矣。里热已结，则非小柴胡之所能，故须得大柴胡。但结在胸，而无大热之甚者，此为水饮之结在胸胁，以治水饮之法治之。其结在胸，但头面微汗出，则因内之热结，逼汗而越出于上，须得大陷胸以荡平之。观此，则知辨证如转环，学者宜从而效法焉。

太阳中风，下利呕逆，表解者，乃可攻之。其人漐漐①汗出，发作有时，头痛，心下痞、硬满，引胁下痛，干呕短气，汗出不恶寒者，此表解里未和也，十枣汤主之。

疏曰：此外受风邪，内蓄痰饮者。下利呕逆，胃土不能胜痰饮之湿也；漐漐汗出，风能自汗也。亦必先解表，而后可攻痰饮。硬满引胁下痛，痰饮之停泊也；头痛发作有时，水饮之动荡无常也；干呕短气，胃气之困于痰饮也；汗出不恶寒，知其表已得解，而内热已甚也。芫花、大戟、甘遂，治水之峻利者，共为散，服只钱许，以枣汤先固其胃气，防其峻利，不致有妨于胃气也。

防误

水饮须分阴阳，小青龙、五苓散治水饮之属阴而寒者；十枣汤治水饮之属阳而热者。

已上陷胸、泻心等汤，治阳邪入里而在乎高位者，有不因下后而自传入里者，有因下早而内陷者。盖阳邪不离乎阳位，虽经误下，尚处乎高，既经误下，不能使之还表，不若使其速于达下。亦须量其人之虚实，能堪任其攻伐者，当于后篇救内类参看，不得以此即为定法也。

太阳病未解，脉阴阳俱停，必先振栗，汗出而解；但阳脉微者，先汗出而解；但阴脉微者，下之而解。若欲下之，宜调胃承气汤。

---

① 漐漐（zhízhí直直）：汗浸出不住貌。

疏曰：阴阳俱停者，两势相持，无分偏胜，斯时不可妄有作为。但相持之久，则必战振而栗者，战欲得胜也。正胜其邪，则汗出而得以解。更于俱停之中，而审其孰有微甚，但阳邪之稍微者，其出表也易，知其先汗出而解。阴微者则阳甚，阳甚则热，须得下之而解。若欲下之，但只宜调胃承气汤，不可使其过甚。何也？本之阴阳俱停而来，原非大有偏胜者也。

防误

当振栗之作，不可生恐怖，反为病欲愈之兆。须知战自战，而脉自和，不见有亏失者。

太阳病，三日，发汗不解，蒸蒸发热者，属胃也，调胃承气汤主之。

疏曰：病方三日而未久，且无痞满燥实之见证，而遂以调胃承气者，何也？乃因汗出而热不解，反蒸蒸然暴甚之势，其人必阳气偏盛，胃中素有蕴热，不早图之，则阳亢而阴微，真阴将为之枯竭矣，故不得以三日之数而拘执。

防误

必脉之盛而大，热之壮而炽，不容少缓者也。

发汗后，恶寒者，虚故也。不恶寒，反恶热者，实也，当和胃气，与调胃承气汤。

疏曰：发汗则腠理开通，阳气因之而虚，恶寒是所宜也。若反不恶寒，而但恶热者，必因胃之阳气有余，而偏盛者也，须得损其有余，而使之和，与调胃承气汤。"与"之一字，须玩味焉。

防误

寒热之虚实，全凭脉气之强弱，不得以寒即为寒，热即为热也。

伤寒吐后，腹胀满者，与调胃承气汤。

疏曰：吐后腹胀满者，在先不胀满，其胀满乃吐后而得也。吐则邪之轻清者得以上达，其重浊者因而乘之，乃为胀满。调胃承气者，浊阴出下窍，胃因之而得其调矣。

防误

吐后胀满，有因虚气乘之者，不可以此为例。但其满也不实，脉必虚而不任按。

伤寒十三日不解，过经，谵语者，以有热也，当以汤下之。若小便利者，大便当硬，而反下利，脉调和者，知医以丸药下之，非其治也。若自下利者，脉当微厥，今反和者，此为内实也，调胃承气汤主之。

"调胃承气"读当在"以汤下之"句下。

疏曰：过经乃至十三日不解而谵语，其因于内热也。更须审小便之利否，若小便利者，大便必硬，今不硬而反下利，但下利者，脉当损小而微厥，今反得其平和，此何以故？必因医以丸药治之而误也。但荡除结热，须得以汤，若以汤之品类为丸，其功力则缓，但能微使之损动，其于全体则仍然如是，适足以损耗其正气，而病复不除。夫汤丸之品类虽不殊，其功力则大有分别也。脉调和者，不见其损小，仍如前者之盛，非常脉之调和也。

阳明病，不吐不下心烦者，可与调胃承气汤。

疏曰：阳明病者，有胃实之证具也。既不得吐下，则邪无泄路，宜乎心为之烦矣，如是则可与调胃承气汤。

太阳病，过经十余日，心下温温欲吐，而胸中痛，大便反溏，腹微满，郁郁微烦。先此时自极吐下①者，与调胃承气汤。若不尔者，不可与。但欲呕、胸中痛、微溏者，此非柴胡证，以呕，故知极吐也。

疏曰：过经十余日之久，而病仍不解，胃不得调，但见心下温温欲吐，胸中痛，腹微满，郁郁微烦，而大便反溏，此必因先时极吐下，胃气被伤，余邪未净，胃之阳气不得归安，而为如是之见证也。当与调胃承气汤，使余邪得净，胃之阳气得以归安。若不因如是者，则必有他故，戒不可与。然呕而胸中痛微溏，有似乎柴胡证，而此却非，以呕，故知先时极吐下也。呕因胃气被伤后来之变证，而非少阳初病之呕也。

调胃云者，因其虚实夹杂，胃之不得其调，用以调之，乃权巧②之法，非专事攻下者也。当局者须审其虚实之孰多孰寡，孰缓孰急，从中出入裁成，非刊定遵守不易之方也。

阳明病，脉迟，虽汗出不恶寒者，其身必重，短气，腹满而喘，有潮热者，此外欲解，可攻里也。手足濈然而汗出者，此大便已硬也，大承气汤主之。若汗多，微发热恶寒者，外未解也，其热不潮，未可与承气汤。若腹大满不通者，可与小承气汤，微和胃气，勿令大泄下。

疏曰：虚实之辨，辨其确据在乎脉。有此实证，须当有此

---

① 极吐下：用峻猛的药吐、下。
② 权巧：权宜善巧。

实脉，不则，须用参酌其间，不得轻易放过。如阳明病，脉当盛实而有余，今反见迟滞而不足，故虽汗出不恶寒，其身必重着而不轻快，气必短乏而不高扬。若后来见腹满而喘，其热如潮作者，此阳长而阴必消，知其外之寒邪欲解，里之热邪盛甚也，故云可攻。更见手足濈濈然而汗出，此因其中燥甚，津液反被逼出，达于四肢，大便知其已硬，堪用大承气攻其燥结。若汗虽多，热难发而不盛，且微恶寒，此外之寒邪未尽解，内之热邪未极甚也，未可以承气汤。设若腹大满，不容不少宽者，只可权宜与小承气汤微和胃气，勿令大泄下，乃因其脉迟，须得回护者如此。盖阴阳互相消长，阳长则阴消，阴盛则阳微，故阴不可使其盛。阳气之关于人命也至哉。

阳明病，潮热、大便微硬者，可与大承气汤；不硬者，不可与之。若不大便六七日，恐有燥屎，欲知之法，少与小承气汤，汤入腹中，转失气者，此有燥屎也，乃可攻之。若不转失气者，此但初头硬，后必溏，不可攻之，攻之必胀满不能食也。欲饮水者，与水则哕，其后发热者，必大便复硬而少也，以小承气汤和之。不转失气者，慎不可攻也。

疏曰：潮热者，热如潮作之势，又本来热，有时更加甚也，皆阳盛之故。虽大便微硬，即可以大承气汤，不待其有燥屎也。但不硬者，则不可与。若不大便六七日而潮热，恐因有燥屎，先以小承气与之，即腹中转动而泄气，却不即大便，知其有燥屎，乃可攻之。若不转失气，则气非有余，而热未盛，攻之则胃气被伤，而为胀满不能食也。虽欲饮水，与之则哕逆而不能消受，其后来发热，大便虽硬而必少，谓其邪非日久，但以小承气和之。又重言不转失气者，慎不可攻，戒攻下之不可轻易，不得已，先以小承气试其转失气，而后能决定。何先辈之慎重，而时流之轻率也。

得病二三日，脉弱，无太阳柴胡证，烦躁，心下硬，至四五日，虽能食，以小承气汤，少少与微和之，令小安，至六日，与承气汤一升。若不大便六七日，小便少者，虽不能食，但初头硬，后必溏，未定成硬，攻之必溏。须小便利，屎定硬，乃可攻之，宜大承气汤。

疏曰：无太阳柴胡证，而烦躁心下硬，则知病在阳明。但脉不甚强，且只四五日之浅，以小承气汤少少与微和之。若至六日，则日深而热必盛，可与承气汤一升。若不大便至六七日，小便不利而短少，虽不能食，其大便必初头硬而后溏，强而攻之，必至溏泄。须小便利者，其屎定硬，乃可攻之。皆因脉弱，而慎重也如此。

阳明病，谵语，发潮热，脉滑而疾者，小承气汤主之。因与承气汤一升，腹中转失气者，更服一升；若不转失气，勿更与之。明日不大便，脉反微涩者，里虚也，为难治，不可更与承气汤也。

疏曰：谵语潮热，脉当盛实，但只滑而疾者，知其虽硬而不坚，只宜与小承气汤。若汤入腹中，转动而泄气，则更与之。若不转动泄气，乃候至一日，不大便而脉反微涩者，此因正气受伤，而邪不去，故为难治，不可更行攻伐也。盖邪气实者，须得正气亦实，则属易为。设或正气不胜邪气，攻之则正气先败，而邪气复不除，故云难治。转失气者，以药投病，两敌相遇，须不即分胜败，未有不动声色者；不转失气者，如兵入无人之境耳。

阳明病，其人多汗，以津液外出，胃中燥，大便必硬，硬则谵语，小承气汤主之。若一服谵语止，更莫复服。

疏曰：汗多则亡津液，胃燥而大便硬，燥甚则谵语。盖心胃相邻，胃病而心亦病，心受胃之邪热熏灼之极，神明为之狂乱，乃令言语异常。其本因亡津液而然，但只可与小承气汤。又戒一服谵语止，勿复服，因其热本非实也。

下利谵语者，有燥屎也，宜小承气汤。

疏曰：下利则邪有泄路，盛者当虚，乃反谵语，谵语属热实，必因其内有燥屎，利自利，而燥屎自若也，欲止谵语者，必须去其燥屎，但宜小承气汤。

防误

有利多亡阴，而虚阳独发，语乱失常，宜滋阴以配阳者，其辨在脉之虚盛、燥屎之有无。

伤寒四五日，脉沉而喘满，沉为在里，而反发其汗，津液越出，大便为难，表虚里实，久则谵语。

疏曰：喘满脉沉，热结在里，发汗则津液伤，表虚反令内热实，而大便难，日久则极甚，而为谵语。

防误

喘满脉沉，有属表邪初陷，仍欲得而还表，不妨于汗者。

阳明病，下之，心中懊憹而烦，胃中有燥屎者，可攻。腹微满，初头硬，后必溏，不可攻之。若有燥屎者，宜大承气汤。

疏曰：病在肠胃，下之是为顺事，必心中懊憹而烦，不能自安，又察其胃中有燥屎者可攻。或腹但微满，而不甚实，知其初头硬，其后必溏，戒不可攻。若有燥屎者，宜大承气汤。须知有当下之证，仍得如是之回顾也。

汗出谵语者，以有燥屎在胃中，此为风也，须下之。过经乃可下之。下之若早，语言必乱，以表虚里实故也。下之则愈，宜大承气汤。

"须下之"接"胃中"句，"下之则愈"接"须下之"句。

疏曰：汗出谵语，因有燥屎者，须下之，下之则愈，宜大承气汤。但此证有属风温而然者，须得过经日久，乃可下之。若下之早，不但谵语，必致狂乱而无伦序。此何以故？盖燥屎因里之实，而风温则属表而虚者也。设欲下之，必须过经日久，热实传里者而后可。

阳明病，谵语，有潮热，反不能食者，胃中必有燥屎五六枚也，若能食者，但硬尔，宜大承气汤。

疏曰：热能消谷，热之极甚，反有不能食者，胃中必有燥屎为之障碍，宜大承气以除之。若能食者，但硬而未成，枚如五六之数者，此示人以食之能否，而验其燥结之微甚。

病人不大便五六日，绕脐痛，烦躁发作有时者，此有燥屎，故使不大便也。

疏曰：言病人者，非只因伤寒，谓但有燥屎者也。绕脐而痛，知其中间必燥而结也。烦躁发作有时者，有时更加暴甚也，皆因燥屎阻塞，不得通调之故。

病人小便不利，大便乍难乍易，时有微热，喘冒不能卧者，有燥屎也，宜大承气汤。

疏曰：小便不利，谓短而涩也。大便虽难，且乍有易者；但时有微热，其热也不甚。若此者，不致有喘冒不能卧，须知此之为甚者，燥屎为之也。盖燥屎偏结一隅，大段①反不觉其盛实也。

大下后，六七日不大便，烦不解，腹满痛者，此有燥屎也，宜大承气汤。

疏曰：大下后，六七日不大便，而烦不解，腹满痛，此必有燥屎。虽经大下之后，不得以叠伤为顾虑，盖燥屎不去，而胃终不得其和也。

伤寒若吐、若下后不解，不大便五六日，上至十余日，日晡所发潮热，不恶寒，独语如见鬼状。若剧者，发则不识人，循衣摸床，惕而不安，微喘直视，脉弦者生，涩者死。微者，但发热谵语者，大承气汤主之。若一服利，止后服。

疏曰：吐下后而病不解，不大便五六日，甚至十余日之久，每日晡阳明值盛之时，发潮热，而现如许凶恶危亡之状，况已经吐下之后，不可谓之全实，又不可谓之全虚。若此者，必须审顾其人之真气何如，生死从中而决断。此时之脉，必然躁乱无序。但于其中，察其有条然而弦者生，涩而微者死。盖弦属阳中之阴，此时不虑无阳，但虑其亡阴。若涩而微，则真阴枯竭，虚阳独发，亡无日矣。但发热谵语，不得不以大承气。若

---

① 叚："假"之古字，通"瘕"，指腹中结块。《诗·大雅·思齐》："烈假不瑕"，郑玄笺："厉、假，皆病也"，孔颖达疏："郑读烈、假为厉、瘕，故云皆病也。"

一服利，则止后服，此属权宜，不得已之施也。

阳明病，发热汗多者，急下之，宜大承气汤。

疏曰：发热汗出，阴阳病之常也。此云汗多，必异常之多，热亦非常之热也，若不急下，则炎上之势，莫可如何，恐津液枯竭，真阳亦随之而云亡矣。

防误

此则从内之外，而盛于外者，先调其内。设内不盛，脉不强者，须审顾之。

发汗不解，腹满痛者，急下之，宜大承气汤。

疏曰：桂枝下咽，阳盛则毙。阳已盛于内，则不当发汗。汗之不得解，则内热之势反益甚，腹为之满而痛，非急不下足以解之。

腹满不减，减不足言，当下之，宜大承气汤。

疏曰：满至于无减少，减者，言其不足也。无不足而但有余，盈极者亏，下之是所当也。

二阳并病，太阳证罢，但发潮热，手足絷絷汗出，大便难而谵语者，下之则愈，宜大承气汤。

疏曰：表和里病，下之则愈。潮热谵语，手足汗出而大便难，皆里实之发现于外者也。

阳明少阳合病，必自下利，其脉不负者，顺也；负者，失也。互相克贼，名为负也。脉滑而数者，有宿食也，当下之，宜大承气汤。

疏曰：两经合病，则头绪分应。正气失于统摄，势必有所遗漏，故云必自下利，其利也不甚。但绪分者，必相胜负，其脉则相失而不相得，是谓之逆；不相失，其脉则和，是之谓顺，故虽下利，而脉贵乎近和，不大有乖异者。设脉滑而数，其下利本因有宿食，须当去其宿食，而利自止。

少阴病，得之二三日，口燥咽干者，急下之，宜大承气汤。

疏曰：此阳明之证，而得少阴之脉，必沉而躁实者，不则不谓之少阴矣。因胃热亢甚，深入于阴，少阴肾水受其焚炙，故虽只二三日，口即为之燥，咽已为之干，急用下之，以救肾水。然肾病而攻胃何也？盖土厚则水亏，泻土即所以救水也。

少阴病，自利清水，色纯青，心下必痛，口干燥者，可下之，宜大承气汤。

疏曰：少阴病，自利清水色纯青，外有似乎虚寒者。心下痛，口干燥，内则实热矣。此热深而厥者，故曰热深厥亦深，热微厥亦微。但热已深入，惟有下之，是其泄路。不得不借径于肠胃者，不由三阳，不得深入于阴，务须阳退，而阴自能复矣。

少阴病，六七日，腹胀、不大便者，急下之，宜大承气汤。

疏曰：腹胀不大便，阳明病也。而曰少阴者，必脉沉细而实。证见阳明，脉得少阴，故须急下。始从阳明而趋少阴，今则欲其从少阴而退还阳明者也。

伤寒六七日，目中不了了①，睛不和，无表里证，大便难，身微热者，此为实也，急下之，宜大承气汤。

疏曰：目者，精明之府，其原于肾肝之真水，故能照物而明。今伤寒只六七日，目即不能了了，而睛不和，必因亢热伤其真阴，故无问其有表里证，但只大便难，身微热，知其为热实，急宜下之，盖以退邪热，救真水而为急务者也。

已上承气汤证。承气云者，承气之欲得就下，从而向导之义也。更有调胃、大、小三者之异制，意在权衡其轻重，使当厥可，不致太过不及之有余议也。虽然，立法不为不周矣！从来立法则易，行法则难；平时庭议则易，临阵决胜则难。故曰："待其人而后行，苟非其人，道不虚行②。"然则，将何如其人，而后可曰斯人也？必考诸先辈备常之群法，从中悟彻其所以然，乃至镕化无少渣滓，庶当机应变，尽如称物平施，不致有损不足、益有余之谬误，而于斯事，始为克任，将谓别有，咸落异端。

太阳病不解，热结膀胱，其人如狂，血自下，下者愈。其外不解者，尚未可攻，当先解外，外解已，但少腹急结者，乃可攻之，宜桃核承气汤。

疏曰：热结膀胱，其人如狂。如狂者，不似阳明之狂而甚也。若血能自下，下则结血去，而狂得以自愈。但太阳之外证未解者，不可攻，攻之则表邪入里，其结益甚。外已解，但少腹急而结硬者，当以桃核承气汤，下其结血。此太阳之初结而

---

① 了了（liǎoliǎo 瞭瞭）：清爽，清晰。
② 待其人而后行……道不虚行：语见《周易·系辞下》。

未坚，不若抵当汤之结而实者也。

太阳病，六七日，表证仍在，脉微而沉，反不结胸，其人发狂者，以热在下焦，少腹当硬满，小便自利者，下血乃愈。所以然者，以太阳随经，瘀热在里故也，抵当汤主之。

疏曰：表证脉当浮大，今反见微沉，沉则为入里，而又不结在胸，但少腹满而硬。若小腹不利，则属水饮，而小便又自利，此何以故？由是推之，乃因太阳之邪热，随太阳之经，而入膀胱之本府，热结而令血亦结，剧则发狂。倘瘀血不去，则诸病不得解。抵当汤者，直取瘀血之品味也，勿以其猛而却，因病邪之实，足能抵当其峻厉者也。问：虻虫、水蛭，食血者也，真血宁不受其食乎？答：真血则神与之俱，不致受害。

太阳病，身黄，脉沉结，少腹硬，小便不利者，为无血也。小便自利，其人如狂者，血证谛也，抵当汤主之。

疏曰：结于内者，其色不华于外，结之所在，神必归之，神不外使，则色亦黄而滞。少腹硬，则有气血之分。小便不利，则结因于不得尿；小便自利，兼之如狂者，有瘀血也。盖心乃神之舍，血为之荣养，清虚是其常，不可少有污，污则神不得其所，故运用如狂而非真属于狂也。

阳明证，其人喜忘者，必有畜血。所以然者，本有久瘀血，故令喜忘。屎虽硬，大便反易，其色必黑，宜抵当汤下之。

疏曰：心宫清虚，乃能应物。血瘀，则心亦不得其清虚，虽应事，但过而不能留，故善忘，治须去其瘀血。曰阳明病者，乃肠胃之宿疾，而非外受之暴得者，故云本有久瘀血也。

伤寒有热，少腹满，应小便不利，今反利者，为有血也，当下之，不可余药，宜抵当丸。

疏曰：少腹之表属膀胱，其里则属于肝，而为藏血之海。满则为有余，故非有留尿，即因有瘀血。云有热者，自阳经传来，又非阴寒初中，故知其属有留血也。

病人无表里证，发热七八日，脉虽浮数者，可下之。假令已下，脉数不解，合热则消谷善饥，至六七日不大便者，有瘀血也，宜抵当汤。若脉数不解，而下利不止，必协热而便脓血也。

"若脉数"已下，读当在"可下之"之下。

疏曰：云病人者，不因于伤寒也。无表里证，但只发热七八日不解，而脉浮数，盖脉浮者不当下，今热已久，炎上之势已固，非降下不足以杀之。倘已下，脉仍数而不解，乃变下利不止，必协热而便脓血，此其一也。假令已下，脉数不解，合，犹倍也。倍热则消谷善饥，而变为中消者，此又其一也。但热久则伤血，至六七日不大便，必有瘀血，当以抵当去其瘀血，此又其一也。始终皆以脉数而立说，盖数为阳盛，阳盛则能伤阴，故为诸拟议云。

防误

时辈值此，不曰"壮水之主"而用六味地黄汤，则曰"引火归元"而用八味汤，二说皆有至理，愚意不若更加豁开就机审应，不有成局于胸中，斯为达观。

已上桃仁、抵当二汤，治病邪之在血分者，盖投剂之法，务必直达病所。治卫者，毋伤其荣；治荣者，毋伤及卫。气病者，勿动其血；血病者，毋犯其气。如射者之审的，务求专一其志。虽然，审之至决，犹恐未能应弦，何况其不审者乎？

卷之四

和　解

　　和也者，和其所不和也。解也者，解其所不得解也。又和缓之义，非大汗而大下者也。因其病非专属定在，故病邪之属半表半里、半寒半热、半虚半实者，当师此法，从而出入增损之。若当和不和，则失之暴而偏；当解不解，其结终不得开。故仲景创法于前，愚从而疏衍之，无非欲使学者用心有所趋向，不致有暗途索照。倘能一旦豁然，则知天下之理，皆有定法，而于斯编，咸属剩语矣。问：和解小柴胡等方，其中寒热补泻之互陈，而复有出入抽添之异用，不无令学者难以遵守？答：不但此也，即一百十三方，咸宜仿此为例。盖有一定之方，而无一定之法。法者，所以神其方之用也。

　　伤寒五六日，中风，往来寒热、胸胁苦满、默默不欲饮食、心烦喜呕，或胸中烦而不呕，或渴，或腹中痛，或胁下痞硬，或心下悸、小便不利，或不渴、身有微热，或咳者，小柴胡汤主之。

　　与"小柴胡汤"，读当在"喜呕"之下。

　　疏曰：伤寒至五六日，与夫风之初中者，其见证则略同。盖寒至五六日，则化为热，其气同于风之温者。邪胜其正则为寒，正复胜邪则为热。寒热往来者，当邪正之交争，胜负未有定在也。背则属之表，腹则属乎里，胸胁处于表里之两间。满之所在，则知邪之所据也。阳证多语，阴则无声。默默者，不多不无之状貌也。虚则能受，实则不能受。不欲食者，非能与不能也。身为邪胜，心不能不烦热。胃遭搏激，但欲得呕而逆。若此者，咸属于两间。盖太阳为开，阳明为阖，少阳为枢。枢也者，非阖非开之间也。故汗之则犯太阳，下之则犯阳明，惟有和之为是。和之者，不汗不下，而寓有且汗且下于其间也。故小柴胡取用为专任，亦非教人即以全方为用也。但处乎其中，而复出或若之七条，能变而通之，可以仿例乎其一切也。

若胸中烦而不呕者，去半夏、人参，加瓜蒌实。

疏曰：烦而不呕，但有热盛，而无虚寒者也，故半夏人参可去。而瓜蒌实，润燥除烦者可加，其脉必滑而盛。

若渴者，去半夏，加人参、瓜蒌根。

疏曰：半夏之燥能益渴，故去之。人参能生津，更辅之以瓜蒌，此因津液虚燥而渴者，其脉必虚而大无力。

若腹中痛，去黄芩，加芍药。

疏曰：少阳而往，厥阴随之。去黄芩恐益胃寒，加芍药以收阴，使肝木不得乘脾，则腹痛可已，其脉必微弦。若实邪而痛者，不在此例。

若胁下痞硬，去大枣，加牡蛎。

疏曰：痞硬者，痰饮所结也。大枣味甘而壅滞，故去之。牡蛎味咸能软坚，体重而能降下，故加之，其脉必弦滑。

若心下悸，小便不利者，去黄芩，加茯苓。

疏曰：水寒之气，上凌于心，心为之悸。去黄芩，恐益阴寒。加茯苓，以利水气之逆。

若不渴，身有微热者，去人参，加桂枝。温覆取微似汗愈。

疏曰：不渴者，内之津液非不足也，故人参可去。微热属于表邪，加桂枝取微汗出而解，其脉必微浮。

若咳者，去人参、生姜，加五味子、干姜。

疏曰：咳，因心下水气，如小青龙证者。干姜用于温中寒，不取生姜之透表也；五味用以敛肺气，不用人参之实肺气者也。其脉必弦缓。

伤寒中风，有柴胡证，但见一证便是，不必悉具。

疏曰：此因上条过于详备，恐误为之求全，但见一证之属半表里者，即是柴胡汤证也。

伤寒五六日，头汗出、微恶寒、手足冷、心下满、口不欲食、大便硬、脉细者，此为阳微结，必有表，复有里也。脉沉，亦在里也。汗出，为阳微；假令纯阴结，不得复有外证，悉入在里。此为半在里，半在外也。脉虽沉紧，不得为少阴病。所以然者，阴不得有汗，今头汗出，故知非少阴也，可与小柴胡汤。设不了了①者，得屎而解。

疏曰：五六日，当半表半里之期也。心下满、口不欲食、大便硬，其结在里也。微恶寒、手足冷，尚有表证在焉。脉细为邪结，头汗出，又属阳气之得升，如是则属阳邪之结而微，

---

① 了了（liǎoliǎo 瞭瞭）：痊愈。

尚未深入于里，故曰：有表而复有里。假若脉细，更加之以沉，则属乎里矣。今且汗出，为阳盛而微，微者但未极甚。即脉见沉而紧，紧则为实，亦不得为少阴里寒病。所以然者，阴不得有汗，今头汗出，故知非少阴也。如是则验其半在表半在里，可与小柴胡汤以解之。设不能了了者，必里证偏重，须得屎而解，大柴胡汤是其宜。

防误

此证尝见有误作阴寒，而施温热，以致大逆者。盖因恶寒、手足冷、脉细而沉，不究证其始末之由来也。

伤寒四五日，身热恶风，颈项强，胁下满，手足温而渴者，小柴胡汤主之。

疏曰：身热恶风，则属之表。渴则属乎里。颈项强、胁下满，则属于半表半里。手足温，温则不冷不热之谓，如是适处乎半表半里之界限者也，小柴胡汤为适宜。

本太阳病不解，转入少阳者，胁下硬满，干呕不能食，往来寒热，尚未吐下，脉沉紧者，与小柴胡汤。若已吐、下、发汗、温针，谵语，柴胡证罢，此为坏病，知犯何逆，以法治之。

疏曰：本因太阳病，失于解散，乃致阳病者上行极而下，转入少阳，胁下为之硬满，外内交征，乃令干呕不能食，往来寒热，尚未经吐下，脉沉而紧，如此皆属邪之实者，当与小柴胡汤而解之。若已经吐、下、发汗、温针等治法，而病不除，反致谵语、狂乱，而又无已上柴胡汤证者，此谓之坏病。坏者，败坏之称。由是则非寻常可以拟议，务须寻究其所犯者何逆，以法治之。当与后篇救内类中参讨，并察其脉之根本何如。

呕而发热者，小柴胡汤主之。

疏曰：呕多有属于内因者，但属内者，其外必不发热。呕而发热，小柴胡汤是宜。

防误

呕热，有因胃热有余，下行极而上者，又胃之极虚者，皆非柴胡证。柴胡证者，必有表热也。

伤寒六七日，发热、微恶寒、肢节烦疼、微呕、心下支结，外证未去者，柴胡桂枝汤主之。

疏曰：外邪不彻，足以及内。心下当半表半里之位，支结者，其结不比根固，虽结而犹未甚也。恶寒、呕逆皆微，不似初然而甚。支节烦疼，不似初然之遍身皆痛。但发热不退，皆因表未得尽解，而渐及于里也。柴胡合桂枝，欲其自里之表也。

伤寒五六日，已发汗，而复下之，胸胁满微结，小便不利，渴而不呕，但头汗出，往来寒热，心烦者，此为未解也，柴胡桂枝干姜汤主之。

疏曰：汗下后，余邪未净，舍于半表里之间，且寒热交杂，而处方亦不得不寒热并用，故有柴胡、桂枝之透表，干姜、炙甘草之温中，更有黄芩、瓜蒌、牡蛎以除痰热。因品味驳杂，故用去渣复煎，不和者，用以和匀。此法外之法，而深意存焉。

阳明病，胁下硬满，不大便而呕，舌上白苔者，可与小柴胡汤。上焦得通，津液得下，胃气因和，身濈然汗出而解也。

疏曰：胁下硬满而呕，少阳证也。不大便舌胎白，属阳明也。此少阳而之阳明，未离少阳，但治少阳，而阳明之病自解。

故曰：上焦得通，津液得下，阳明之胃气因之而和。濈然汗出，少阳之邪仍得还表，汗出而为之解也。

阳明病，发潮热，大便溏，小便自可，胸胁满不去者，小柴胡汤主之。

疏曰：潮热多因有燥屎，今大便反溏；热而燥者，小便必短涩，今小便自可，但胸胁满不能除去而潮热之故何因？盖胸胁属半表半里，为往来出入之关要，大气周行至此，与邪相遇不得宣通，相激而为潮作之势，其热也不甚。病在少阳，而曰阳明者，以潮热为阳明之专属也。

防误

内伤多有见此证者，有时而热如火，胁亦微满，多得之于妇人。

太阳病，过经十余日，反二三下之，后四五日，柴胡证仍在者，先与小柴胡汤。呕不止，心下急，郁郁微烦者，为未解也，与大柴胡汤下之则愈。

疏曰：本太阳证，下之至再，不见有内陷，而仍得柴胡证者，先须与小柴胡汤。若兼之有内实证者，与大柴胡下之则愈。此因其人本气充厚，能任克剥，不得即有内伤证现者。

伤寒八九日，下之，胸满烦惊，小便不利，谵语，一身尽重，不可转侧者，柴胡加龙骨牡蛎汤主之。

疏曰：此因下之，乃令混乱，表里虚实兼而有之，不能别其孰缓孰急，但只胸满，可以验其属半表里者，故以柴胡为之君，其它为从佐，故有桂枝佐柴胡以治一身尽重，牡蛎、龙骨、铅丹之重以镇惊，大黄以止谵语，人参以回下后之气虚，茯苓利小便，姜、枣、半夏以和中。处方不无杂出，但因时而制宜。有时当纯其制，则纯者为是；有时当杂其制，则杂者亦以为是。

伤寒，阳脉涩，阴脉弦，法当腹中急痛者，先与小建中汤。不差者，与小柴胡汤主之。

疏曰：阳脉不足，阴往乘之。阴气上入阳中，法当腹中急痛。必因中气失建，然后阴得而入，故当先与小建中，以建其中气。若不愈者，当与小柴胡汤，以顺其肝气之调达。盖虚实相半者，法当先从其虚，而后从其实，此可以为通法。

伤寒发热，汗出不解，心下痞硬，呕吐而下利者，大柴胡汤主之。

疏曰：心下硬痞，为病之本；呕吐下利，为病之标。本病不除，其标迭出。因痞硬而为障碍，乃致当升者不得升，而为下利；当纳者不得纳，而为呕吐。大柴胡使升降出纳而各得其所者。

防误

下利而仍用大黄，此属协热下利，通因通用，通之正所以止之也。其脉必滑实。

伤寒十三日，胸胁满而呕，日晡所发潮热，已而微利，此本柴胡证，下之而不得利，今反利者，知医以丸药下之，非其治也。潮热者，实也。先宜小柴胡汤以解外，后以柴胡加芒硝汤主之。

疏曰：胸胁满而呕，柴胡之半表里证也。潮热，则属之里矣。下之而不得利者，利之不彻，犹如不得利也。丸药之性宽缓，反令利微而不休，其潮热终不得解。务先以小柴胡，解外之胸满呕逆，后加芒硝，以止其谵语。

血弱气尽，腠理开，邪气因入，与正气相搏，结于胁下，正邪分争，往来寒热，休作有时，默默不欲饮食。脏腑相连，其痛必下，邪高痛下，故使呕也。小柴胡汤主之。

疏曰：邪之所凑，其气必虚。邪正相遇，必不相得。邪之栖泊，亦有其位。胁下为半表半里之区，寒热为交征之验。但邪正相搏，如脏腑之相连，无少间断。邪在乎高而上者，其正气受彼之凌，必痛于卑下①，故为之作呕。虽不曰使痛，而有痛之情理在焉。

得病六七日，脉迟浮弱，恶风寒，手足温，医二三②下之，不能食，而胁下满痛，面目及身黄，颈项强，小便难者，与柴胡汤。后必下重，本渴而饮水呕者，柴胡汤不中与也。食谷者哕。

疏曰：脉迟浮弱，本非可下者，医误为之，且二三其下，乃令内伤之变。有似于柴胡汤证者，倘误而与之，后必加重。下，当读作加。更有渴而多饮水，水寒之气逆而作呕，食谷过多而作哕，皆非柴胡汤之呕而哕者，此设为柴胡汤之防误。柴胡汤者，必须如前条之所发明也。

---

① 卑下：低处。
② 二三：反复。此为虚指词。

妇人中风七八日，续得寒热，发作有时，经水适断者，此为热入血室，其血必结，故使如疟状，发作有时，小柴胡汤主之。

疏曰：续得者，病解之后而得也。经水断而不通行，寒热发作，如疟之有定时，此因先时风热伤血，乃令血结，仍须追本寻源，与小柴胡，使风热之余者得以条达，经水可以通行，寒热亦得而解。

防误

经水不通，寒热似疟，多有得之虚劳者，非柴胡汤所宜。其辨在脉之虚实。

凡柴胡汤病证而下之，若柴胡证不罢者，后与柴胡汤，必蒸蒸而振，却发热，汗出而解。

疏曰：治之而误，证为之变者，当从其变。不变，而本证具在者，当从其现在。其变者，必因本人之虚，而易为之动；其不变者，必因其人之实，而不易动。必蒸蒸发热，阳气本有余也。振而汗出，阳气之得以伸也。

已上柴胡汤辨证，旧本杂编无序，后人难于领会，今为之收归和解一类，虽名和解，其汗下温清补养等法皆备焉。学者能得其旨趣，可以通乎其一切也。

伤寒五六日，呕而发热者，柴胡汤证具，而以他药下之，柴胡汤证仍在者，复与柴胡汤。此虽已下之，不为逆。必蒸蒸而振，却发热汗出而解。若心下满而硬痛者，此为结胸也，大陷胸汤主之。但满而不痛者，此为痞，柴胡汤不中与之，宜半夏泻心汤。

疏曰：呕而发热，邪正交争，未有定位，宜柴胡汤以和解之。设误以他药攻下，而柴胡之原证尚在者，不妨仍与柴胡汤。勿以误下，更复与之汗，而称悖逆。但其解则不若从前之易，必蒸蒸然动振，却能发热，仍汗出而解。若变为心下满而硬痛者，则因误下而内陷，遂成结胸，当作结胸治法。或虽满而不痛，则为痞，须用泻痞法。盖痛则为实，不痛则虽实而仍虚，以是有分别焉。汤用芩、连以泻热，半夏、人参、甘草、大枣以补中，属两解之周备法。

防误

陷胸、泻心，务须审其脉证兼实。虽经误下，其人本气强盛，尚能担当，不致有意外之虞者。

伤寒中风，医反下之，其人下利日数十行，谷不化，腹中雷鸣，心下痞硬而满，干呕，心烦不得安。医见心下痞，谓病不尽，复下之，其痞益甚，此非结热，但以胃中虚，客气上逆，故使硬也，甘草泻心汤主之。

疏曰：伤寒中风者，统言邪之在表，当汗而不当下也。若反下之，顿令阳邪入里。下利日数十行者，阳邪善行而数变也。谷不化者，邪热不杀谷也。腹中雷鸣、干呕、心烦不得安，阳邪搏激，内之不得为宁宇也。心下反痞硬而满，若以痞满为实，又从而下之，则其痞益甚。须知此非结热，虽热而犹属散漫者，痞满因胃气受伤而成虚，在下之气，反得乘虚客逆于上而为痞满，虚以实治，岂不为悖？汤用甘草，以缓其气之上逆；干姜、半夏、大枣，以回胃之虚；黄芩、黄连，以清其外入之邪热。去渣再煎者，因品味之寒热不和，欲得以和之也。

防误

但知外入之实邪可攻，不知内虚之变证当固，无怪乎客邪之为病而死者皆此类也。可不审乎!

伤寒汗出解之后，胃中不和，心下痞硬，干噫①食臭②，胁下有水气，腹中雷鸣，下利者，生姜泻心汤主之。

疏曰：汗出表解，里亦当和矣。或胃中仍自不和，而现如许内证者，当以泻心汤。盖里之不和，或因邪热内扰，或因虚邪不得归安，故用芩、连以清内热，人参、甘草、半夏、干姜、大枣以和中，此属两解之法。以生姜名汤者，使补者不得而专于补，清者不得而专于清，咸得乎泻之机用焉。

防误

下利属胃虚协热，其脉必滑盛，故芩、连在所当用。倘纯乎内虚，则在所当禁矣。

心下痞，而复恶寒汗出者，附子泻心汤主之。

疏曰：此因邪热入里，痞而甚者也。复恶寒者，始初恶寒，及至内热汗出，则不恶寒，而反恶热矣。云复恶寒者，乃壮火食气，阳虚而阴盛之机萌动也。去痞不得不用芩、连、大黄；恶寒明知其阳虚，苦寒之进，又非所宜，故以附子一枚，取汁而入汤内，使相与以成功。俾邪热退却，真阳不致败伤，其用意精深者也。

防误

有热深而厥，其外反微恶寒。如此者，但不汗出，其脉必沉而实。

① 干噫（yī 医）：嗳气。
② 食臭（xiù 嗅）：食物的气味。

已上泻心汤证。泻心云者，谓其高不在表，低不在腹，而处乎不高不低之间，适当心之部位，又属半虚半实，半寒半热，不可以先泻而后补，先清而后温者也，故用补泻兼施，清温并用，庶得中款①。其立法也至周，其用意也至精，能悟乎此，则可以应变于支离，处治乎纷乱者矣。

伤寒本自寒下，医复吐下之，寒格，更逆吐下，若食入口即吐者，干姜黄连黄芩人参汤主之。

疏曰：热气主升，寒气主降。降者升之，治为得法。若不从升发，反为之吐下，则寒邪反得以趋下而入内，且内本无邪，因吐下而令内虚，在下之本气反得以乘虚而逆上，如是则虚实两邪相为拒格，顿令食才入口而即吐逆。干姜、人参，以回胃之虚气；黄连、黄芩，以清表邪入里而化为热之实邪，是为两解之法。因虚实之并病，不得不补泻兼施、寒热并用者也。苟非两邪兼并，则不致有食才入口而即吐。

防误

其脉必浮取之而实，沉取之而虚。若纯虚纯实者，则不在此例。

伤寒胸中有热，胃中有邪气，腹中痛，欲呕吐者，黄连汤主之。

疏曰：既云"胸中有热"，则热已为邪矣。复云"胃中有邪气"，此邪气者，内之虚邪也。实虚相遇，不得通调，腹为之痛，欲得呕吐而不能，胃气虚衰，莫能胜其邪热者也。汤用干

---

① 中款：符合条款，此指治法得当。

姜、人参、甘草、大枣，以回胃之虚邪；黄连，以清胸中之实热；桂枝、半夏，以遂其欲得呕吐。是为和解之周备法也。

防误

其脉必浮取之而滑实，按之则虚。若举按皆实皆虚者，则非所宜。

伤寒，医以丸药大下之，身热不去，微烦者，栀子干姜汤主之。

疏曰：荡除邪热，务须用汤。若以丸药，虽大下之，而邪不得尽，故身热不得去，而尚然微烦。盖余热不得复用猛利，而栀子可矣。大下不无胃气受伤，干姜在所当温养也。

伤寒下后，心烦、腹满、卧起不安者，栀子厚朴汤主之。

疏曰：下后而邪尽除者，则起卧如常，而得安矣。乃心犹然烦，腹犹为之满者，必邪之未尽者也。但以栀子、厚朴、枳实，无烦大黄猛峻之辈也。

太阳病，下之，微喘者，表未解也，桂枝加厚朴杏仁汤主之。

疏曰：病在太阳，不当用下，虽下之，而不见有内伤，及结胸痞满证现者，必其人本气充厚。但见有微喘，喘之所在，可以知表邪之未得达也。以桂枝引邪向外，加厚朴、杏仁以下里之逆气，亦两解之法。

本太阳病，医反下之，因而腹满时痛者，属太阴也，桂枝加芍药汤主之。大实痛者，桂枝加大黄汤主之。

疏曰：从前本太阳病，误为之下，因而克伤太阴之脾，乃令腹为之满，时时作痛。桂枝以提下陷之气，加芍药以收复太阴之虚邪。若痛之而大实者，必有些小实邪留着，于桂枝汤中微加大黄以荡除，佐之以生姜、甘草、大枣以和胃。

少阴病，咽中痛，半夏散及汤主之。

少阴病，二三日，咽痛者，可与甘草汤；不差者，与桔梗汤。

少阴病，咽中伤，生疮，不能言语，声不出者，苦酒汤主之。

疏曰：三条皆咽痛，而曰少阴者，谓少阴之脉循喉咙，乃少阴之部位也。即三条而观之，可以悟治之有次第。半夏散之有桂枝、甘草者，顺其上达之势，欲其自外而解也。甘草汤者，非有客热，乃内之虚邪也，故用甘草，甘以缓之之法。而不差者，乃益之以桔梗之苦而微，欲其甘苦相得，而相为用也。若咽中伤，生疮，不能言语，乃邪热之结者，仍用半夏以开解，但加以鸡子黄而润虚燥，苦酒之酸收而降下。盖喉咙属于高位，为清虚之地，而所用者皆清虚之品，谓其能相投也。苟因内之客热而发于外者，则不在此例。今人但见咽患则动以苦寒，乃未达厥旨者也。

救 内

所谓救内者，本之是务也，未有舍本而逐末者也。俗传仲景专伤寒，以祛邪为训，而不知其专专乎①惟本之是急也。因

---

① 专专乎：专门着眼于。

旧编混同杂处，读者未尝经意，今为之提出，则其义燎明①。虽然近代有以内伤为专家者，谓百病皆由内伤，而伤寒则属仅见，推其本意，遵《内经》"邪之所凑，其气必虚"，养正则虚回，而邪自却，以东垣、立斋为效法，而治一切诸病，以补养为常规，攻伐则骇异，是皆属于边见，而未得乎枢要者也。不思《内经》之旨，未尝如此；仲景之训，未尝如此。此何独见于近代耶？彼又谓今昔不同，元气渐薄，世人之病，十有九虚，医师之药，百须百补。噫！不思虚实相投，恰如瓶囊之置物，虚则堪受，实者宁不障满而泛溢乎？故不可以执一，须相机行事，随宜取中，则庶乎其可，能会悟此书之全旨者，则不作如是语矣。

伤寒，脉结代，心动悸者，炙甘草汤主之。

疏曰：脉盛身寒，得之伤寒。今者身伤于寒，脉反不盛而结代，结因不能舒发，代则元气不相接续。如是则祛邪虽急而犹缓，救本在所先务，未有本之不立，而末能治者也。汤用甘草、人参、干姜、大枣，以补阳气；地黄、阿胶、麻仁，以滋阴血；桂枝、生姜，以驱在表之寒邪，使气血得壮，寒邪不致犯内，自表而解矣。

防误

凡属外邪，将行攻伐者，务须顾虑及此。虽不若此条之甚，亦当留意回护也。

伤寒二三日，心中悸而烦者，小建中汤主之。

① 燎明：明了。

疏曰：二三日者，未有里之实证也。乃心中悸而烦，悸属阳虚生寒，烦为阴虚生热。如是者，须用小建其中，汤用桂枝、生姜以达表；甘草、饴糖、大枣以和里；芍药以益阴。因品味俱轻而淡者，故名之曰小，谓其补非大补，汗非大汗，小得建中之道焉。

少阴病，下利、咽痛、胸满、心烦者，猪肤汤主之。

疏曰：少阴，肾也。肾者，受五脏六腑之精而藏之。下利则精伤，反因之而燥矣。燥则心为之烦，咽为之痛。虚热上乘，胸亦为之满。燥者润之，猪肤、白蜜，取其能润虚燥，而致津液者也。和之以白粉，用以益胃，而缓其下利者也。此亦救内之事云。

防误

下利因肠胃为病，非属肾燥者，不在此例。

已上三条，前二条不因治之而误，乃先为之救者，必其人本体素虚，或大病之后，及孕产之后而得者；后一条为救津液者也。

大阳病，发汗，汗出不解，其人仍发热，心下悸，头眩，身𬌗动，振振欲擗地者，真武汤主之。

疏曰：病当发汗者，从而发之，则病无不解，热无不退矣。病不解而热仍发，反令心下悸动，及如许之变证者，汗之而为误也。本属阳虚，加之以汗，则阳益虚，阴得以乘之也，以收回元阳为急务。汤以茯苓、芍药，以收肾水之泛溢；白术以镇中州之土，使水邪不易犯；附子招回散失之元阳；生姜者，用以交通于其间，使药味得以显其机用之灵耳。

防误

其脉必浮大无根，其人必慌乱不能自主。问：此际何不用人参？答：白术之功，捷于人参，使中州之土，骤然得健，而人参反不能及也。

太阳病，发汗，遂漏不止，其人恶风，小便难，四肢微急，难以屈伸者，桂枝加附子汤主之。

疏曰：不当汗而汗，或汗之而过甚，遂令汗孔疏漏，而汗出不止。恶风者，孔疏，风莫能御也。小便难者，膀胱之阳气虚，莫能施化也。阳虚不能运行四肢，乃令微急，不能屈伸运用而便利。若此者，于桂枝汤中加附子以回散失之元阳。

防误

因所现皆表虚，而无中寒证，故其意专在乎固表。若兼有内证现者，则参之以真武是宜。

发汗，病不解，反恶寒者，虚故也，芍药甘草附子汤主之。

疏曰：病当发汗者而发之，则未有不解矣。发之而病不解，反加以恶寒，乃因发汗而令阳虚，阴得以乘之也。芍药以收阴，附子以回阳。甘草者，周旋于芍药附子之两间，使相与以奏厥功也。

防误

其恶寒也必甚。兼之有内虚证见者，芍药用以收阴，不碍其味之酸寒。

发汗过多，其人又①手自冒心，心下悸，欲得按者，桂枝

---

① 又：原作"乂"，据宋本《伤寒论》改。

甘草汤主之。

疏曰：阳气盛者，其手则开。发汗过多则阳虚，阳虚者，阴必得以胜之，故心下悸动，欲得义手以冒其心，用以缓其悸也。

防误

以手按而悸能可者，其悸也不甚。但用桂枝、甘草之轻品以和之，不必温里之厚重者也。

发汗后，其人脐下悸者，欲作奔豚，茯苓桂枝甘草大枣汤主之。

疏曰：阳根于阴。发汗以动其枝，枝之拔者，其根必不固。脐下悸，欲作奔豚者，根本之动摇也。甘草、大枣，以培其中土；桂枝、茯苓，欲升降之得以安然，而复其旧治也。

已上救误汗者也。人每以汗为轻易，不知汗之所以为汗者，真阳为之发动也。故有阳病未已，阴病随之。学者当知所审焉。

伤寒脉浮，医以火迫劫之，亡阳，必惊狂，起卧不安者，桂枝去芍药加蜀漆龙骨牡蛎救逆汤主之。

疏曰：浮为阳盛。阳盛者，不当以火迫劫，虽不用火，而以大温热误投者亦如之，乃令真阳暴发，为惊为狂，卧起皆不能少安。治此者将奈何？若以清凉，则原非热实；若以温热，则本因火逆。惟有招回之一法。用桂枝者，以阳引阳，从其类也；去芍药之酸寒，恐不得达于阳所，而有违桂枝之猛捷也；漆为阳属，味之淡者本乎阳，质之粘者能就阴；益之以龙骨、牡蛎，皆气血之有灵者；生姜、甘草、大枣为之饵，招之引之，使得还其旧宅者也。此方之创，非圣而何？得其旨者鲜矣！学者不可不如此之用心。

发汗，若下之，病仍不解，烦躁者，茯苓四逆汤主之。

疏曰：阴虚而阳盛者必烦，阳虚而阴盛者必躁。既烦且躁，则阴阳两虚，神之不能暂安者也。况经汗下之后，虽有病仍不解，不得不以烦躁为先务矣。然阴阳两虚，先救其阳。汤以人参、附子、干姜、甘草补元阳，而重以茯苓者，欲其得以就下，而纳归于肾也。

防误

其辨在脉之虚实、病之久新、神之勇怯何如。须防有因于实邪者。

伤寒若吐若下后，心下逆满，气上冲胸，起则头眩，脉沉紧，发汗则动轻，身为振振摇者，茯苓桂枝白术甘草汤主之。

疏曰：已经吐下，但未得汗耳。因吐下而令内伤，内之虚邪发作，乃令气上冲胸，心下逆满，起则头眩。但脉沉紧，若谓紧属表寒而发汗，则内虚不能自固，经为之动，身为之振振而摇者，须用茯苓以收逆气，白术、甘草以培中土，桂枝以透表，而舒发脉之沉紧者也。

下之后，复发汗，必振寒，脉微细，所以然者，以内外俱虚故也。

下之后，复发汗，昼日烦躁不得眠，夜而安静，不呕不渴，无表症，脉沉微，身无大热者，干姜附子汤主之。

疏曰：已上二条，纯属虚寒者也。昼日烦躁者，虚阳逢昼，乘旺欲得来复而未能也。夜则安静者，非安然而静，若安静，则无病而和矣，乃阴寒当令，阳气衰微，求烦躁而不能得也。不呕，则内无障碍；不渴，则非热厥。身无大热，又非表实。

犹是而推，纯乎内之虚寒者矣。须干姜、附子以温补元阳。反欲得烦躁，而知其为阳气之萌动也。

防误

须审其脉之根元何如。不然，回阳气于无何有之乡，虽姜、附又何济焉？反不欲其身有大热，恐属真阳之离根也。

太阳病，外证未除，而数下之，遂协热而利，利下不止，心下痞硬，表里不解者，桂枝加人参汤主之。

疏曰：外证未除者，不当下，且下之而频数，致令协同外入之热邪而为利，且利下而无休止，虚邪逆上，心下反作痞硬，表里皆不得解者，汤用人参、白术、干姜、甘草以固里，桂枝以治未除之外证。

防误

协热下利，有以温中而兼芩、连为用者，其辨在热之微甚，脉之虚实。此则因数下之，且利不止，以救本为急着也。痞硬而用参、术，经曰："塞因塞用"，塞之，正所以通之也。

太阳病，下之后，脉促、胸满者，桂枝去芍药汤主之。若微恶寒者，去芍药方中加附子汤主之。

疏曰：表证误下而脉促，促为阳盛，当从表解。去芍药之酸寒，因前此误下，恐其易于下达，而不得升发也。苟若微恶寒，则知其阴盛，不但去芍药，且须益之以附子，可见误汗固能令阳虚，而误下者阳亦为之虚也。

防误

胸满者，阳邪壅塞，乃令满也。脉之促也，必实。倘下后而虚促，则救里不暇，何事表为？

伤寒发汗，若吐若下解后，心下痞硬，噫气不除者，旋覆代赭石汤主之。

疏曰：解后者，前此之病，已得而解也。但因汗吐下而解，不无元气受伤，而致中气馁怯，莫能运化，心下因为之痞硬，虽噫气莫能除。若此者，须得壮其元气，气壮而痞硬自消。以白术、人参、半夏、甘草、干姜、大枣，以壮元气；代赭石之重，以镇其气虚而泛溢；旋覆之体，轻而就上，其味微咸，能软坚而就下。大意皆属于补益，而非行攻伐者也。

伤寒解后，虚羸少气，气逆欲吐者，竹叶石膏汤主之。

疏曰：此病解之后，气虚胃热而强者。壮火则食气，故曰少气。气之少者，津液之有亏也。津亏则胃反强，虚热反甚，故气反逆，欲得而吐者。人参、麦冬、甘草、粳米，以生津液益胃气；竹叶以除烦；石膏之气微寒，其味则淡，入补益队中，足能生津液而退虚热。

防误

是方也，惟气虚而胃强者是宜，若虚而寒者反是。

发汗后，腹胀满者，厚朴生姜甘草半夏人参汤主之。

疏曰：中气虚者，不得易为发散。发则虚气易于上逆，而不得下归，腹为之胀满。人参、半夏、甘草、生姜以补虚；厚朴之用，升者降之，用之于补益队中，不虑其为克伐也。

卷之五

清 热

问曰：热何由而热也？答曰：平人之气温而和。及至于病，则非寒即热，气之不得其平，寒热因于病者也。故有风寒束于肌表，阳气不得如常之宣通，郁而为热，是热因于表实，表解而热自除；有渣滓壅塞于里，升降不得如常，郁而为热，是热因于里实，攻里而热自解；有作劳过甚，阴精消耗，水亏则火自炎，是热因于精伤，补养而精自生，热亦渐得而和；有阴寒盛于内，拒格阳气不能下交，反盛于外而为热，是热因于里寒，温里而热自退舍。若是四端，为致热之纲领。所谓清热者，乃因表邪入内，不能使之复还于表，反属里气之有余。故曰：气有余，即是火。有余者，邪气之有余也。况又非里实之可攻，而用清之之法。清者，西方清肃之气。试看夏令炎炎，一得秋凉，则酷热顿然而解。倘邪犹在表，而早为之清者，则中气因之而馁，表邪反得以陷下。倘里邪壅实，宜行攻伐，而用此法者，则实邪不去，而中气反因之而怯弱。是在审谛者之何如，务使适当其可也。

太阳病，桂枝证，医反下之，利遂不止，脉促者，表未解也。喘而汗出者，葛根黄连黄芩汤主之。

疏曰：不从表解，误为之下，乃令风邪入里。利下不止者，风热搏激，肠胃不能秘固也。喘而汗出者，风邪入舍，肺之不得宁宇也。其脉必促，促为阳盛，表未得解也。芩、连以清内热，甘草以和中，葛根以达表。自表而入者，须自表而出。既已成热，不得复以桂枝为用。葛根，桂枝之凉者也。

防误

利下不止，脉虚促，而非阳邪盛者，当与救内类中桂枝人参汤参看。

太阳与少阳合病，自下利者，与黄芩汤。若呕者，黄芩加半夏生姜汤主之。

疏曰：下利者，阳明肠胃之事也。而曰太阳与少阳合病，因少阳之邪热不能自太阳而出，势必下趋阳明，而自为下利。与黄芩汤，以清少阳之邪热，而利自止。若呕者，加半夏、生姜，以助少阳之气，得以宣发而解。

防误

若太阳阳明合病，亦自下利者，但宜葛根汤。因少阳之邪热未实，须得自太阳而解。

服桂枝汤，大汗出后，大烦渴不解，脉洪大者，白虎加人参汤主之。

疏曰：服桂枝汤，大汗出后，大烦渴不解者，风去而温邪则在也，白虎汤用以治温邪。问：知其属风温，则不当用桂枝，又何不用大青龙？答：用桂枝者，风浅而温则深也，不得不先去其浅者。大青龙者，表且有寒邪也，故其脉浮而紧。

防误

脉虽洪大而不盛实，烦渴而不甚求饮者，须防属虚阳发外。

白虎余义

夫青龙主升，白虎主降，为生杀之权衡，屈伸之运用者也。

先圣创法于前，欲后之人会意，用之而得其宜，不致有误后人，而致疑于先圣可矣。人但曰白虎主清热，凡属热病者，皆可以投，不知热之所以为热者何因。既不知其所以然，曷敢遽以之为用？是不知刃之为利，而误为犯手①者也。得其因矣，又须知有强弱盛衰，如丹家火候之有出入抽添。于有定法之中，而无一定之法，无定法之中，而却有一定之法。如是，则庶可以言热言火，如是则可以驾青龙而驭白虎者矣。

伤寒脉浮，发热无汗，其表不解者，不可与白虎汤。渴欲饮水，无表证者，白虎加人参汤主之。

疏曰：升降之理，不可悖逆。发热无汗，其表不解者，寒邪束外，而肆②其降下之令也，当升发以解之。若用白虎，则益之以降，是助邪为虐矣。但胜复之理，胜之极者必复。表已得解，乃渴欲饮水，是复之太过，为阳气有余，或温邪为虐也。当降之以白虎，而以人参助其津液。

防误

此内无障碍者则可，若有壅塞，须从别议。

三阳合病，腹满身重，难以转侧，口不仁而面垢，谵语遗尿，若发汗则谵语，下之则额上生汗，手足逆冷。若自汗出者，白虎汤主之。

"若自汗出"一节，读当在"遗尿"之下。

疏曰：三阳合病，阳盛之极，而有余者也。阳盛之极，必侵入阴，故腹亦为之满，身重难以转侧。躯壳之际，无非阳邪

---

① 犯手：触碰到手。
② 肆（sì 四）：放纵。

充塞，口不得如常之柔和，面亦为之尘垢，邪热熏炙，心神皆乱，言语非常，神不能统约，尿为之遗。此皆温热之邪散漫于三焦，而未知其孰为头领。若自汗出，则知其外无寒邪闭固，内热可得而清者也，当以白虎汤。当其热郁之时，若从而发之，则本无表寒可发，反触动其热焰，必令谵语益甚。若下之，则胃中本无实邪，反令在下之元阳虚乏，手足为之逆冷。元阳避出于上，额反为之汗。

防误

此温热为邪，但须清解，不可汗、不可下者也。

伤寒无大热，口燥渴，心烦，背微恶寒者，白虎加人参汤主之。

疏曰：口燥渴心烦，其热在里。热在里，其外反无大热，不但无大热，且反有微恶寒者。盖人身之神机重归一处，重于内者，其外必轻，但去其重者，其轻自能均平。白虎汤，去其热重者也。

防误

恐属食厥及痧毒将发者。

伤寒病，若吐若下后，七八日不解，热结在里，表里俱热，时时恶风，大渴，舌上干燥而烦，欲饮水数升者，白虎加人参汤主之。

疏曰：吐下后，乃至七八日而病仍不解者，本非吐下之所能治也。盖因热结在里，因里热及表，故表亦热，非初病之表热也。热则恶风，足以煽动其焰，非初然恶风之表病也。干燥而烦，乃其本病。欲饮水数升者，甚言其饮不足以济其渴也。

白虎汤以清热，人参以助津液。

防误

不可因吐下后，而畏缩于清凉。有是证，当作如是治，其脉必强盛有余，而又非坚实者也。

伤寒脉滑而厥者，里有热也，白虎汤主之。

疏曰：厥因阳气不相顺接，其脉当显阴象，脉滑又属阳气之有余，是阳盛于内，格阴于外，内则实热，外而假寒者也。白虎以清实热，热解则厥亦自得而和。

防误

须知有属食厥者，必滑而盛实之不同，内证积聚之有无，且热厥之厥，其冷也不甚，浮而近之则冷，按之肌肉之下，则反热矣。

伤寒脉浮滑，此表有热，里有寒，白虎汤主之。

疏曰：浮为在表，滑则为热，浮而滑者，其热在表。热在表者，其里反不热，若有寒焉，但宜白虎之清解，毋用承气之攻下。此示人辨认热邪之有浅深，不可过于深求。盖热之下，即寒为之基也，每清凉过甚，热病既往，寒病随之。不可不玩味此章。

防误

浮滑而不强盛，内无烦渴者，仍当表解，虽白虎亦不宜。

伤寒瘀热在里，身必发黄，麻黄连翘赤小豆汤主之。

疏曰：伤寒先时失于表解，乃致热瘀。汗液之清者，变而为浊，在表之里，身为发黄。盖治病必求其本，本之于表入者，仍须自表而出。麻黄以发其表，杏仁利肺气，甘草以和中，连翘、赤小豆、梓白皮以除热①，皆苦寒之轻者，取其能就于表，俗称发黄汗者是也。

防误

须内无实邪及内伤宿病而发黄者。

伤寒八九日，身黄如橘子色，小便不利，腹微满者，茵陈蒿汤主之。

疏曰：八九日者，邪热入里也。橘子色，言其黄色之发也深。小便不利，腹微满，表里三焦皆属壅滞。茵陈以透表，栀子、大黄通调二便。上条之黄在表，此则兼之里，即此可见立法之意，皆有浅深次第者也。

阳明病，发热汗出者，此为热越，不能发黄也。但头汗出，身无汗，剂颈而还，小便不利，渴饮水浆者，此为瘀热在里，身必发黄，茵陈蒿汤主之。

疏曰：阳明之热，近于里者也。汗出，则热得以发越，不得发黄。虽有汗，而不及周身，且热必贪饮。若小便利，则湿热有泄路。倘无汗，小便又不利，则湿热相酿，势必身为之黄矣。茵陈蒿汤，以通利三焦，分消其湿热者也。按茵陈草本，因宿根至春而发者，故可以发陈。

伤寒，身黄、发热者，栀子柏皮汤主之。

疏曰：身黄本之湿热，又须别何者独甚，此热甚者也。如火之

① 热：原脱，据永思堂本补。

熏炙，亦自为黄矣。栀子、柏皮、甘草，用以退火之为烈也。

防误

发黄四条，皆因邪热，而属阳病有余者也。若阴病发黄，乃因内伤，脾之本色反现于外者，不同此治。

少阴病，得之二三日，心中烦，不得卧者，黄连阿胶汤主之。

疏曰：少阴肾脏，主藏精者也。邪热深入，逼迫真水，将成枯竭，故心中烦而不得卧。黄连、黄芩，以清入客之邪热。芍药、阿胶、鸡子黄，以滋助肾水。得之二三日者，急救犹可，久则泉之竭矣，将用何为？

防误

脉必沉细而数甚，不则不属之少阴也。

少阴病，下利，六七日，咳而呕渴，心烦不得眠者，猪苓汤主之。

疏曰：肾主二便，开窍于前后二阴。既已下利，不能使之逆转。渴则知其属阳邪，咳而呕者，必因有失通调，逆而为之也。与猪苓汤，同茯苓、泽泻、滑石以通利前阴，阿胶一以滑窍道，一以补真阴。如是者，必小便短少而不利，得小便利，而下利自止。

防误

其脉必沉细而数，非肠胃家热实者也。

热利下重者，白头翁汤主之。

疏曰：下利有因于热邪者，虽下而反重，不轻易出。盖寒则润下，热则炎上。又热则流通，使窍道不得秘固，其热邪却又不肯就下，搏激其间，故里急欲得而后，直至于后，则又反重着而不轻出。若此者，皆热邪之为毒也。白头翁、黄连、黄柏、秦皮，皆苦寒之属，用以解热结者也。

防误

有下利过多，肠胃燥涩，虚热为患，亦令下重，又当以滋养为用。

下利，欲饮水者，以有热也，白头翁汤主之。

疏曰：下利本之湿热，当别其何者独甚。若欲得饮水者，必热甚于湿。白头翁汤以清热，而烦渴自已。

伤寒，发热四日，厥反三日，复热四日，厥少热多，其病当愈，四日至七日，热不除者，其后必便脓血。

疏曰：厥热者，阴阳之消长，可以验邪正之胜负，故宁可热胜其厥，盖阳为之主也。但热气过甚有余，又足以伤其阴，而为便脓血。

下利，脉数而渴者，令自愈，设不差，必清脓血，以有热故也。

疏曰：下利则亡津液，脉数而渴，是所宜然。设久而不差，必因邪热有余。有余者，必便脓血。

温 里

温者，不寒不热，平人之气皆温，寒热足令为病。里者，根本之地，不可使其偏寒偏热，如是则温乃为之常。造物之所以能长久者，得其常而已。试思一岁之中，严寒酷暑者暂，而不寒不暑者则常，且病之发作，多见于严寒酷暑之令，皆因身中之常不足以胜其偏也。既为所胜，不得不假药味之偏者以济之，中病则止，毋使过焉，过则又反为药病矣。怪夫时尚之好使辛热者，以之而为常奉，将谓平人之常皆寒，需此而为之济乎！不知其种病而莫之觉也。故惟圣人，然后可以立言。愚谓虽圣人，亦不能立言。盖立言即落边见，惟能师圣人，又能随时取中，则庶乎其可。所谓师圣人者，舍仲景而谁归？

病发热头痛，脉反沉，若不差，身体疼痛，当救其里，宜四逆汤。

疏曰：发热头痛，阳病也，脉当浮。今反沉，或因表已得解。若不差，而身体疼痛者，必因里气虚寒，须温其里，宜四逆汤。汤用附子以达下，干姜而温中，甘草以和里。

防误

脉者，为之本也。未有本不立，而标能治者。须察其沉也何如，而为救里之轻重。四逆汤不可执定。

阳明病，脉迟，食难用饱，饱则微烦，头眩，必小便难，此欲做谷瘅。虽下之，腹满如故，所以然者，脉迟故也。

疏曰：人以水谷为本，赖胃之元阳，而为消磨运化，泌别津液，以奉生身。今而脉迟，则知其胃阳衰敝，故食难用饱，饱则微烦，烦则头亦为之眩。胃土不能胜水，小便难以输化，如是者，食谷则为停留，留则生热，热则发黄，而为谷瘅。若谓陈者可推，虽下之，而后之积者其满如故，所以然者，脉迟之故。若此者，但宜温养，以待其阳之渐长，不可取快于一时也。

防误

脉迟须别虚实，亦有食积而迟者。

阳明病，若中寒，不能食，小便不利，手足濈然汗出，此欲作固瘕，必大便初硬后溏。所以然者，以胃中冷，水谷不别故也。

疏曰：胃中于寒，而运化之司失职，不能食。而小便不利，手足反濈然而汗出，阴寒在中，阳反在外，将欲固结而成瘕积。大便初然硬，而后则溏，可见胃中不可以冷，水谷全赖元阳为之泌别也。

阳明病，不能食，攻其热必哕，所以然者，胃中虚冷故也。以其人本虚，故攻其热必哕。

疏曰：胃中虚冷而不能食者，若误以为热结，从而攻之，必致哕逆。哕逆者，胃阳败绝，而声出于外也。

脉浮而迟，表热里寒，下利清谷者，四逆汤主之。若胃中虚冷，不能食者，饮水则哕。

疏曰：浮为在表，浮为阳盛，阳盛则热。浮而迟者，外属假热，其里则真寒，阴寒则下利，而完谷不化，四逆以温其里。若不察其热为假，误之以水饮，则水寒相得，乃令哕逆。

病人脉数，数为热，当消谷引食，而反吐者，此以发汗令阳气虚，脉乃数也。数为客热。不能消谷，以胃中虚冷故也。

疏曰：数则为热，亦有虚寒而数者，因于过汗，伤其津液，令阳气虚，胃中虚冷，胃之元阳，反客于外而不得还其主位，因而为数。若不因客热而致，则能消谷引食，今而反吐阳气虚故也，当用温里。

伤寒大吐大下之，极虚，复极汗出者，以其人外气怫郁，复与之水，以发其汗，因得哕。所以然者，胃中寒冷故也。

疏曰：吐下汗，攻伐之用备行，乃令真阳之气不能内守，怫郁于外。将以为表有热，复与之水，以发其汗，则内本虚寒，水寒相得，元阳不能自守，发为哕逆。

大病差后，喜唾，久不了了者，胃上有寒，当以丸药温之，宜理中丸。

疏曰：喜唾者，欲得而唾，虽欲不吐，不可得也。久不了了，唾久，则知其气虚而胃寒，况于大病之后。宜温养胃气，参、术、草、姜共为丸者，便于频进也。

已上属胃气虚寒。盖腑为阳，脏为阴。三阳为腑，三阴为脏。阳者多热，阴者多寒。然而三阳有病寒，而宜行温热者，三阴有病热，而当用清凉者，故篇中寒热并载，温清备用，在临证者，审择务得其宜耳。

自利不渴者，属太阴，以其脏有寒故也，当温之，宜四逆辈。

疏曰：自利则亡津液，未有不渴。若太阴脾脏有寒而利者，虽利而不渴，宜四逆辈以温之者，不必限定也，得渴而利自能止。

下利清谷，不可攻表，汗出必胀满。

疏曰：下利完谷不化，内属虚寒者也。若误为攻表，而使之汗出，其阳益虚，阳虚则阴得以胜之。阳脉不足，阴往乘之，胀满者，阴得而乘之也。

下利清谷，里寒外热，汗出而厥者，通脉四逆汤主之。

疏曰：下利清谷，在里真寒，而反汗出，在表则假热也。阴阳相厥逆，不得交通，四逆汤之附子，从阳引阴，干姜、甘草，交通于其间也。

防误

有协热下利，热而汗出，亦完谷不化，乃邪热不杀谷，其别在脉之阴阳虚实之不同。

大汗若大下利，而厥冷者，四逆汤主之。

疏曰：厥冷各有所因，有寒邪初得而厥者，有热深入里，而外反厥者。若大汗而大下之后，则因真阳大泄，而虚寒为之厥冷，非四逆之姜、附，不足以回阳而救厥冷者也。

防误

虚寒必然相因，又须别其何者更甚。若寒而且虚者，须益之以参、术。

大汗出，热不去，内拘急，四肢痛，又下利，厥冷而恶寒者，四逆汤主之。

疏曰：大汗出而热不去，其热乃虚阳发外而为热，故内反拘急而四肢痛。内拘急者，非寒邪外束而为拘急，寒在内者也。寒甚于内，故下利厥逆而恶寒。若此者，当以四逆汤温其里，元阳得以引归就宅，内寒得温，而热亦自退去矣。

吐利汗出，发热恶寒，四肢拘急，手足厥冷者，四逆汤主之。

疏曰：吐利而恶寒，阳虚阴得以胜之也。四肢拘急，手足厥冷，皆阴盛也。反汗出发热，真阳浮越于外，为阴寒所逼迫者也。四逆汤以温其里，里气得温，汗热亦能休止。

既吐且利，小便复利，而大汗出，下利清谷，内寒外热，脉微欲绝者，四逆汤主之。

疏曰：既吐且利而大汗出，则泄路尽开，而小便又复利。云复利者，反不欲其利，而为收藏之地也。下利清谷，内寒外热，且脉微欲绝，一线之微阳，挽回诚不易，姜、附之施，人事不可不尽也。

吐已下断，汗出而厥，四肢拘急不解，脉微欲绝者，通脉四逆加猪胆汁汤主之。

疏曰：吐已断下者，得温热之力，而内之寒邪自可也。但汗出而厥，四肢拘急不解，脉微欲绝，外之元阳不得交通于内，而相拒格者也。若仍以温热相投，则理虽和，而情不相孚①，乃反以胆汁之苦寒，而从其类为之引诱，从阴引阳，庶几不相拒格，而得以交通。胆汁虽苦寒，不外气血之属，故不取用于黄芩黄连之辈也。

---

① 孚（fú服）：符合。

恶寒脉微，而复利，利止，亡血也，四逆加人参汤主之。

疏曰：津液之属，皆血类也。利止因亡津液，而非寒邪退舍而止，故仍恶寒而脉微。四逆以祛寒邪，人参以生津液。

呕而脉弱，小便复利，身有微热，见厥者难治，四逆汤主之。

疏曰：呕而脉盛者，呕因于实邪，呕而小便不利者，呕因胃气不得下通。今脉弱，而小便复利，是呕因于虚寒，因呕则阳气暴露，故身有微热。更加之以厥逆，则胃阳去有期，而返之也不易，故云难治。四逆汤用之以回阳。

干呕，吐涎沫，头痛者，吴茱萸汤主之。

疏曰：干呕者，非有渣滓浊物而呕，但只吐涎沫，是属胃虚，肝木得以乘之。厥阴与督脉会于颠，是以头痛，吴萸、生姜以温里，人参、大枣以补胃虚。

病者手足厥冷，言我不结胸，少腹满，按之痛者，此冷结在膀胱关元也。

疏曰：厥者，阳气不相顺接，因有所结聚也。故胸结与膀胱冷结，手足皆为之厥冷。

防误

胸结之厥也微，按之肌肉之下，则不厥冷矣。脉虽沉而实，多因于热邪。膀胱结，其厥也深，重按之亦冷，其脉则沉而虚，多属于虚寒。

手足厥寒，脉细欲绝者，当归四逆汤主之。若其人内有久寒者，宜当归四逆加吴茱萸生姜汤主之。

疏曰：脉者，气血之所共也。脉细欲绝，不但气虚，而血亦亏竭矣。手足厥寒，气血不能周到。汤以当归、姜、附、桂枝、细辛、通草、芍药、甘草、大枣，用以壮气血，通运行者，设若有沉寒锢冷，则益之以生姜、吴萸。

已下皆少阴病。盖少阴肾脏，至阴之地，为元阳之宅，名曰先天。先天者，阳气之始生也。若脾胃则继此而生者也，故曰后天。名有先后，其实同条而共贯者也。二者较之，则少阴肾脏，尤为要害，谓其造端伊始也。其中具有真水真火，蓄坎离之交姤①，不可少有偏胜，常得其平，是为平人。盖水亏而火炎者固病，阳虚而阴盛者亦病。但阴虚之病，其发也缓；阳虚之病，其病也暴。谓其为阴寒所胜，而人以元阳为主宰，故曰"百病皆起于伤寒"者，其义由此也。而百病岂止于此乎？故仲景之虑也周，其创论得乎全体，是以后世宜从而师之。

少阴病得之一二日，口中和，其背恶寒者，当灸之，附子汤主之。

疏曰：少阴病者，其脉则沉细。背为阳中之阳，恶寒则阳虚而阴盛，得之一二日，而口中和。虚寒之初，急须温养，不可使其阴之渐长，附子、人参、白术以壮元阳，茯苓、芍药以防其阴气之厥逆，灸之以艾，相与以奏功成。

防误

脉沉细，背恶寒，有得之痰厥者，其恶寒也不甚，脉按之

————————————

① 姤（gòu够）：相遇。

则有力。

少阴病，身体痛，手足寒，骨节痛，脉沉者，附子汤主之。

疏曰：气为阳，形为阴。身体手足骨节，皆躯壳而成形者也，配脏腑而言，则谓之阳，以形气而言，则属之阴。寒而且痛，阳虚而为阴寒所胜也。附子汤以壮元阳。

防误

当与发表类中麻黄附子细辛汤证参看。

少阴病，脉沉者，急温之，宜四逆汤。

疏曰：少阴病者，则有提纲所载"脉微细、但欲寐"之见证也。兼之脉沉，则纯阴体象，而元阳安在哉？舍姜、附之急温，又何待焉？

防误

脉沉须别虚实，及得病久新。若得之多日，及沉而实者，须从别论。

少阴病，吐利，手足厥冷，烦躁欲死者，吴茱萸汤主之。

疏曰：内而寒邪逼迫，上为之吐，下为之利，外而手足厥逆，周身内外，无非阴寒为之仇雠①，元阳乌得而安宅？故烦躁而恨不欲死，吴萸、干姜以驱寒邪，人参、甘草以安正气。

防误

食积填塞中宫，霍乱极甚者亦如之，其别在脉之虚实。

---

① 仇雠（chóu 酬）：仇人；冤家对头。

少阴病，饮食入口则吐，心中温温，欲吐而不能吐，始得之手足寒，脉弦迟者，此胸中实，不可下也，当吐之。若膈上有寒饮，干呕者，不可吐也，急温之，宜四逆汤。

疏曰：入口则吐者，不能少有容留也。温温欲吐，而不能吐者，以有物故也。始得之，手足寒，脉弦迟，寒实结于胸中，故不可以下，当从而吐之。若膈上寒饮干呕，则无物可吐，当从而温之。本属胃病，而曰少阴者，寒邪暴病，其脉沉而细也。

防误

吐剂非栀子豉汤，三白散出入增减为宜。

少阴病，下利，白通汤主之。

少阴病下利，脉微者，与白通汤。利不止，厥逆无脉，干呕烦者，白通加猪胆汁汤主之。服汤，脉暴出者死，微续者生。

疏曰：阴寒下利，与白通汤。干姜、附子以驱寒邪，葱白以升举阳气，非为不合法。而乃利不止，在先脉微者，反厥逆而至于无脉，干呕而烦，其故何也？盖以热治寒，其理虽顺，其势则逆，尽君子之法而绳小人，小人反得以叛君子。故曰：尽法则无民矣。胆汁之苦寒，岂不助阴邪？正为小人旁通一线，先伸之，而后屈之，庶得与情意交通，从而归化焉。元阳衰微，得以在苏。脉微续，乃理之当然。暴盛，则为悖逆，元阳之欲去乎其体者也。

少阴病，二三日不已，至四五日，腹痛，小便不利，四肢沉重疼痛，自下利者，此为有水气，其人或咳，或悸，或小便利，或下利，或呕者，真武汤主之。若咳者，加五味子、细辛、干姜；若小便利者，去茯苓；若下利者，去芍药，加干姜；若呕者，去附子，加生姜。

疏曰：水火者，阴阳之征兆，始而为阴寒，终则属之水矣。二三日，尚属寒之气，可得而散者。设若不已，而至四五日，则化而为水之气，故腹痛。小便不利、四肢沉重疼痛、自下利者，皆水气之为患也。水气不得施化，故小便不利，而大便反快。水气障碍，则在上之气不得下交，反逆而为咳为呕。真武汤之附子、干姜，以温解寒之气；白术、茯苓，壮土以利水；芍药以收阴邪，使不令犯上。若咳者，加干姜、细辛，以温中寒，五味以收肺气；若小便已利，则不用复利，故茯苓可去；若下利，由于阴盛，故芍药之酸寒可去，而干姜可加；若呕，则因于中寒①，附子乃温下者，而生姜用以温中。

少阴病，下利，便脓血者，桃花汤主之。

少阴病，二三日，至四五日，腹痛，小便不利，下利不止，便脓血者，桃花汤主之。

疏曰：少阴肾脏，主藏精者也。下利不止，甚至于便脓血，伤泄殆尽，将无所藏矣。二三日至四五日，非寒邪之初得。腹痛而小便不利，寒已胜于内者也。桃花汤之干姜，以温里寒；粳米以养胃气；赤石脂，以其重能达下，温能胜寒，涩可治脱，一物而三得其用。桃花之名，石脂之赤似之也。

防误

肠胃热实，下利脓血，不同此例。

少阴病，下利清谷，里寒外热，手足厥冷，脉微欲绝，身

---

① 中（zhōng 钟）寒：中焦虚寒。

反不恶寒，其人面赤色，或腹痛，或干呕，或咽痛，或利止脉不出者，通脉四逆汤主之。面赤色者，加①葱；腹中痛者，去葱，加芍药；呕者，加生姜；咽痛者，去芍药，加桔梗；利止脉不出者，去桔梗，加人参。

"通脉四逆汤"读当在"其人面赤色"之下。

疏曰：寒邪内胜，元阳格出于外，不得交通，思所以通之之法。四逆汤，本姜附甘草，而曰通脉者，方外而别有法也。面赤色者加葱，因有附子在下，而葱在上，轻重相引，则葱不但不恶其升，反得而降矣。腹痛去葱加芍药，其痛在腹，面则不色赤，发于阴也，芍药用以收阴。呕则在于膈上，惟生姜能及。咽痛更处乎高位，桔梗是宜。利止而脉不出，邪退而正气不得复，加人参以扶正气，去桔梗之有妨于肺气，盖百脉朝宗于肺也。

少阴病，四逆，其人或咳，或悸，或小便不利，或腹中痛，或泄利下重者，四逆散主之。咳者，加五味子、干姜，并主下利；悸者，加桂枝；小便不利，加茯苓；腹中痛，加附子；泄利下重者，加薤白。

"四逆散"读当在"四逆"之下。

疏曰：同一四逆，而有微甚之各别，因邪有浅深，而治法则有轻重，若以轻而重，以重而轻，则悖矣。四逆散之柴胡，用以条达，而厥逆因于在表不得舒发也；枳实用以宽中，而厥逆因于在里，不得通调也；芍药、甘草以和里，而厥逆必因里之不得其和也。而曰少阴病者，有类乎少阴，而初非少阴之里

---

① 加：诸本作"如"，据宋本《伤寒论》改。

病，但由微而甚，自浅而深，有自来矣，故有增减诸变通等法。咳而下利，因在里之寒邪甚者，加干姜以温里，五味为之酸收；悸属阳虚，而表寒为甚，加桂枝同柴胡以治表；小便不利，加茯苓以防水气；腹中痛，外寒不解，得以犯内，加附子以祛里寒；泄利下重，因肠胃有艰涩，加薤白为之滑利。

下利，脉沉而迟，其人面少赤，身有微热，下利清谷者，必郁冒汗出而解，病人必微厥。所以然者，其面戴阳，下虚故也。

疏曰：脉沉迟，下利完谷，在里之虚寒也。面戴阳而少赤，身有微热，阳气浮露于外也。属阴阳之交离，邪正之悖逆，故其和解之际，亦不平易，必昏冒微汗出，病人必微厥，而后乃得和也。

针 灸

针砭者，治病之权巧法也。故曰："恶于砭石者，不可与言至巧。"[1] 今以药味为通用，置针砭于周闻。盖药味之用，亦须得如针砭之投，而能专一其志，但须洞测彼病之真情，则针砭固得，药味亦得，未若针砭之能巧而捷也。兹集篇中所出针灸条例，以备全章。至于运用之法，则素所慕而未得其传焉，故不敢强为之疏。

太阳病，初服桂枝汤，反烦不解者，先刺风池风府，却与桂枝汤则愈。

疏曰：桂枝非不中病，初服之而反烦，表亦不得解者，药

---

[1] 恶于砭石……至巧：语见《素问·五脏别论》。

味虽内投，而窍道不得宣通，务必先刺而后与之。发表而不得开者，须知有此法。

服桂枝汤，大汗出，脉洪大者，与桂枝如前法。若形如疟，日再发者，汗出必解，宜桂枝二麻黄一汤。

疏曰：大汗出，表当解，脉亦当宁静。反洪大者，窍道虽开，而经穴未得自如也，当如前之刺法。如疟日再发者，气争而欲得解也，宜桂枝二麻黄一汤，以助其微汗出乃解。大汗出而表不解者，须知有此故。

太阳病，头痛，至七日以上自愈者，以行其经尽故也，若欲作再经者，针足阳明，使经不传则愈。

疏曰：自愈者，太阳经之自愈也。太阳之再经乃阳明，针足阳明，迎其将来，截其进步，预为之先着①也。

太阳与少阳并病，头项强痛，或眩冒，时如结胸，心下痞硬者，当刺大椎第一间、肺俞、肝俞，慎不可发汗。发汗则谵语，脉弦，五六日谵语不止，当刺期门。

太阳少阳并病，心下硬，头项强而眩者，当刺肺俞、肝俞，慎勿下之。

疏曰：太阳与少阳并病，虽未入里，而近于里者也，故戒不可汗，亦不可下，但宜针之。汗之，谓其内热已甚；下之，谓其里未成实，故两皆不可。

---

① 着（zhāo 招）：招法，办法。

妇人中风，发热恶寒，经水适来，得之七八日，热除而脉迟，身凉，胸胁下满，如结胸状，谵语者，此为热入血室，当刺期门，随其实而泻之。

疏曰：热除身凉，则表已解；胸胁满如结胸而谵语，则里证已具。因经水适来，邪热乘虚而入于里，又非阳明内实，可得而攻者。脉迟，属迟滞之迟，当刺以宣导之。

伤寒腹满，谵语，寸口脉浮而紧，此肝乘脾也，名曰纵①，刺期门。

疏曰：肝乘于脾，土不足而木有余，其势虽逆，而理犹以为顺，故曰纵。腹满者，气争于内，不得通调。谵语者，神志为其所乱也。脉浮紧者，自下而上，自里之表，其脉亦浮，非太阳之初病而浮紧也。刺期门，以泻肝气之太过。

伤寒发热，啬啬恶寒，大渴欲饮水，其腹必满，自汗出，小便利，其病欲愈，此肝乘肺也，名曰横②，刺期门。

"此肝乘肺"读当在"腹必满"之下，"自汗出，小便利"当在"刺期门"之下。

疏曰：肝乘于肺，木反胜金，理势皆逆，故名曰横。发热恶寒者，肺之受困，而抑郁不得伸也。渴欲饮水，风热之邪盛甚也。自汗出，则肺气得以宣通；小便利，则肝气知其退舍，故为欲愈。

阳明病，下血谵语者，此为热入血室。但头汗出者，刺

① 纵：五行顺克太过为害，即"乘"。
② 横：五行反克为害，即"反侮"。

期门。

疏曰：汗出谵语，固为阳明病，而亦有热入血室者。但头汗出，身无汗，因热不得发越，刺期门以宣导之。

少阴病，下利，便脓血者，可刺。

疏曰：少阴下利，非若肠胃可得而攻，药味不能深达病所，不若刺以宣之。

已上皆宜针者。

少阴病，吐利，手足不逆冷，反发热者，不死。脉不至者，灸少阴七壮。

疏曰：阴寒吐利，而手足不但不逆冷，乃反发热者，先天之阳气虽亏，而后天胃气尚壮，故曰不死。设脉绝而不至者，当灸少阴七壮，引后天之胃气，以补先天之肾脏，从阳引阴之法也。

伤寒脉促，手足厥逆者，可灸之。

疏曰：促为在表而阳盛，阳盛者，手足不当厥逆。厥逆者，客之寒邪胜之也。可灸以温散之。

少阴病，下利，脉微涩，呕而汗出，必数更衣，反少者，当温其上，灸之。

疏曰：脉微涩者，利多而阴精亏于下。呕而汗出者，胃之虚阳逆于上。仍数更衣而反少者，气血既亏，而下趋之势莫能自止。思欲为挽回逆转之法，惟有灸之而温其上，使之升举，从阴引阳之法也。

已上皆宜灸者。

太阳伤寒者，加温针，必惊也。

疏曰：病在阳，当用汗解，不宜助之以温，两阳相得，其气则暴，发为惊狂。

烧针令其汗，针处被寒，核起而赤者，必发奔豚，气从少腹上冲心者，灸其核上各一壮，与桂枝加桂汤。

疏曰：烧针汗出，则孔窍皆开，务宜周蔽，不令复受外邪。若更被有外寒，则阳病不足，阴往乘之，外则核起而赤，内则气从少腹上冲心，如豚之奔。治用灸其核上，以温散外寒，更与桂枝汤以解外，加桂以泻内之奔豚，表里两解之法也。

脉浮，宜之汗解，用火灸之，邪无从出，因火而盛，病从腰以下必重而痹，名火逆也。

疏曰：浮为阳盛，阳盛者，不宜火，邪不得汗解，反因火而盛，阳盛则伤阴，腰以下因之重而痹，火逆故也。

阳明病，被火，额上微汗出，小便不利者，必发黄。

疏曰：火者，用以治寒也。阳明病，则燥矣，被火则益其燥。小便不利，水亏于下也。额微汗出，火炎于上也。薰灸不已，而发为身黄。

脉浮，热甚，反灸之，此为实。实以虚治，因火而动，必咽燥唾血。

疏曰：浮为阳盛而气实。灸者，宜于虚而寒也。误为之治，两阳相得，必伤其血。

微数之脉，慎不可灸。因火为邪，则为烦逆，追虚逐实，血散脉中，火气虽微，内攻有力，焦骨伤筋，血难复也。

疏曰：微数者，尚且不可以灸，谓其逆也。误灸之变者如此，而误投以温热品味者，亦如之。

太阳病，以火熏之不得汗，其人必躁，到经不解，必清血，名为火邪。

疏曰：火邪内蓄，经到当解之期而不解，阳搏而阴伤，势必下血然后已。

火逆，下之，因烧针烦躁者，桂枝甘草龙骨牡蛎汤主之。

疏曰：炎上者，须使之润下，故当下之是宜，或因于烧针者亦然。若不如此治，则火逆之发，其人必烦躁者，须龙骨、牡蛎之重以镇其心，桂枝用以就火之燥而招引之，甘草以和之。

少阴病，咳而下利，谵语者，被火劫故也。小便必难，以强责少阴汗也。

疏曰：少阴本不当汗，若以火劫，强责其汗，则为火邪，上乘于肺则咳，乘于心则谵语，津液为火所烁，则小便难。火之为误也。

太阳病中风，以火劫发汗，邪风被火热，血气流溢，失其常度，两阳相熏灼，其身则发黄。阳盛则欲衄，阴虚小便难，阴阳俱虚竭，身体则枯燥。但头汗出，剂颈而还，腹满而喘，口干，咽烂，或不大便，久则谵语，甚者至哕，手足躁扰，捻衣摸床。小便利者，其人可治。

疏曰：风本阳邪，不当以火，乃令诸变证。阳盛则阴津亏竭。小便利者，可以验其阴津尚存，而为生机，故云可治。盖无阳者死，无阴者亦死。

太阳病二日，反躁，反①熨其背，而大汗出，大热入胃，胃中水竭，躁烦，必发谵语。后十余日，振栗，自下利者，此为欲解也。故其汗从腰以下不得汗，欲小便不得，反呕，欲失溲，足下恶风。大便硬，小便当数，而反不数及多。大便已，头卓然而痛，其人足心必热，谷气下流故也。

疏曰：太阳病，二日而即躁，其人阳盛可知。阳盛者，不当以火，乃令火邪为患。十余日振栗自下利者，火邪自趋于下，而为欲解，盖火性炎上，拒格谷气，不得下流。而下焦不治，故腰以下不得汗，小便不得，有时而反失溲、足下恶风，而在上反干呕。但大便硬者，小便必数，今反不数，而且不多，因津液为火所耗去。大便已，头卓然②而痛，谷气向为火邪所格，今得以离位而就下，其足心必热，盖升降之理，升多者，欲得而降。上条之小便利，此条之谷气下流，同一降下之机彀也。

需 待

需待者，不假人力救治，待其自和者也。盖人力所以赞化工，知其可赞者而赞之，知其不待赞者，则静以需之，是之谓达观。故病有不烦救治，而治之反以为逆者，是未得厥旨，而不知阴阳气血之盈亏。若权衡其轻重，不可少有偏仄③。既得

卷之五　一〇五

① 反：宋本《伤寒论》作"凡"。
② 卓然：突然。
③ 偏仄（zè 啧）：偏差。

其平，曷又从而紊乱乎？兹集仲景之条训，出而证焉。

风家表解，而不了了者，十二日愈。

疏曰：风家，指凡外感而言也。表已得解，则无用人力。而不能如常人之了了者，元气未得自和也，需待至十二日，而四序一周，则能自复其常。躁急，乃反增离异矣。

太阳病，欲解时，从巳至未上。
阳明病，欲解时，从申至戌上。
少阳病，欲解时，从寅至辰上。
太阴病，欲解时，从亥至丑上。
少阴病，欲解时，从子至寅上。
厥阴病，欲解时，从丑至卯上。

疏曰：午为太阳之本位，酉为阳明之正位，自得其位者愈。而太阴子、少阴丑、厥阴寅、少阳卯者，皆由子之一阳初动，顺序而为生长者也，故皆属病解，而为欲愈之时。

病有发热恶寒者，发于阳也；无热恶寒者，发于阴也。发于阳者，七日愈；发于阴者，六日愈，以阳数七阴数六故也。

疏曰：此明阴阳自得其位者愈。六七，奇偶之数也。奇偶皆然，不必以六七为定限也。

伤寒三日，少阳脉小者，欲已也。

疏曰：少阳属表里之两间。小，则为自和而欲已，不为所乱也。

少阴中风，脉阳微而阴浮者，为欲愈。

疏曰：阳微者，阳邪之除去也；阴浮者，里气之来复也，故为欲愈。

欲自解者，必当先烦，乃有汗而解。何以知之？脉浮，故知汗出解也。

疏曰：烦之所在，可以验阳气之能胜其邪。浮则为汗出表解之顺路。

脉浮数者，法当汗而愈。若下之，身重心悸者，不可发汗，当自汗出乃解。所以然者，尺中脉微，此里虚，须表里实，津液自和，便自汗出愈。

疏曰：表邪误下，而变内虚脉证，虽有当发汗者，不可以与，必须待其自和，表里实，自汗出而解。观此，则岂可躁进，而不顾人之元气乎？"须"，当读作"需"。

脉浮紧者，法当身疼痛，宜以汗解之。假令尺中脉迟者，不可发汗，何以知之然？以荣气不足，血少故也。

疏曰：将欲攻表，先须照顾里虚，如里气不足者，或需待其自解，或人力之补助。

少阴病，脉紧，至七八日，自下利，脉暴微，手足反温，脉紧反去者，为欲解也。虽烦，下利必自愈。

疏曰：初为寒邪所胜而脉紧，至七八日，阳气来复，手足反温，紧脉反去，寒邪自从下利而出，虽烦，正所以为欲解也。

伤寒，热少厥微，指头寒，默默不欲食，烦躁数日，小便利，色白者，此热除也。欲得食，其病为愈。若厥而呕，胸胁烦满者，其后必便血。

疏曰：此肝气乘脾。热少而厥微，但指头寒，脾气受困，默默不欲食，烦躁不安者数日，邪气自为之退舍，故小便利而色白，欲得食，病为欲愈。若厥而呕，至于胸胁烦满，则为肝气横暴而有余，有余者，必伤其血，乃令便血。

凡病，若发汗、若吐、若下、若亡津液，阴阳自和者，必自愈。

疏曰：津液者，后天水谷之所变化者也；阴阳者，先天之原阴原阳也。后天虽亏竭，而先天尚能自为之和者，病虽危而不死。

吐利发汗，脉平，小烦者，以新虚不胜谷气故也。

疏曰：攻伐之后，脉已平和，其人小有烦而不安，以新虚不能消谷，反为谷气所胜。久之自能安也。

病人脉已解，而日暮微烦，以病新差，人强与谷，脾胃气尚弱，不能消谷，故令微烦，捐谷①则愈。

疏曰：病后多食复者，此类是也。日暮则阳气衰，而烦乃作，故忌夜饱，而减损其谷食，即所以治之也。

阳明病，初欲食，小便反不利，大便自调，其人骨节痛，

---

① 捐谷：即禁食。捐，除去。宋本《伤寒论》作"损谷"。

翕翕如有热状，奄然①发狂，濈然汗出而解者，此水不胜谷气，与汗共并。脉紧则愈。

疏曰：水气不得通调，横行于经，而现如许病状。盖水与汗相并连，脉紧，则为水寒之气发外，汗出而为欲愈，此水不胜谷气，谷气能胜其水，胃气之能自和者也。

阳明病，本自汗出，医更重发汗，病已差，尚微烦，不了了者，此大便必硬故也，以亡津液，胃中干燥，故令大便硬。当问其小便日几行，若本小便日三四行，今日再行，故知大便不久出。今为小便数少，以津液当还入胃中，故知不久必大便也。

疏曰：烦而微，大便硬，乃亡津液，非燥实之有余者。须待其津液复还入胃中，而大便自调，不可强为之便也。

阳明病，自汗出，若发汗，小便自利者，此为津液内竭，虽硬，不可攻之，当须欲自大便，宜蜜煎导而通之。若土瓜根及大猪胆汁，皆可为导。

疏曰：亦必待欲自大便，而后与之导，不可先为也。

大下之后，复发汗，小便不利者，亡津液故也。勿治之，得小便利，必自愈。

疏曰：汗下亡津液，宜乎小便不利，需待其津液自复，得小便利而自愈，不可以人力而代之。

① 奄（yǎn 眼）然：忽然。

下利有微热而渴，脉弱者，令自愈。

疏曰：此指热利者而言。下利则亡津液，渴所宜也。热既微，脉且弱，则病势已缓，此际不用攻伐，亦不能即为之补助，惟令其自愈者，得之矣。

下利脉数，有微热，汗出令自愈。设复紧，为未解。

疏曰：此指寒利者而言。阴寒盛者则多降，故为之下利。脉数微热汗出，为阳气之得复，而能升达者也，当令其自愈。设复紧，则为阴邪又复盛，而未得解。

厥阴病，渴欲饮水者，少少与之愈。

疏曰：厥阴风木盛，则水亏而渴，少与之水饮，则能自和，非若阳明之燥渴而甚，故戒不可以多饮也。

妇人伤寒发热，经水适来，昼日明了，暮则谵语，如见鬼状者，此为热入血室，无犯胃气及上二焦，必自愈。

疏曰：妇人之病，与男子异者，惟此一节。当其外邪逼迫之际，而遇经水适行，血室空虚，邪热乘虚，入于血室。病之大势，虽已得解，故昼日明了，而夜则昏沉，谓其病在血，而属阴分也。非阳明内实，故戒无犯胃气。病在下部，故戒治上二焦，须待其经行，而自能愈。

卷之六

会 通

会通者，集诸类之聚会，而能通之诸类者也。苟不如此分类，则杂焉并陈，令学者难以寻讨，全篇反因之而晦。故以诸类之所不得入者，而皆归并于此，因一类之最杂，而诸类得以井然有条。此开示学人之苦心，后世必有能知我者。

病人身大热，反欲得近衣者，热在皮肤，寒在骨髓也；身大寒，反不欲近衣者，寒在皮肤，热在骨髓也。

疏曰：皮肤指表而言，浮浅者也；骨髓指里而言，深沉者也。寒热本之外遇，恶欲必由中出，以外遇为虚文，恶欲为实际。

表热里寒者，脉虽沉而迟，手足厥冷、下利清谷，此里寒也。所以阴证亦有发热者，此表已解也。表寒里热者，脉必滑，身厥、舌干也。所以少阴恶寒而蜷，此表寒也；时时自烦、不欲厚衣，此里热也。

疏曰："虽"，当作"须"。沉迟、厥冷、完谷，里寒之明验也。而反有发热者，此热非表热，乃阴盛于内，阳反居外而热也。脉滑、舌干，此里热也。身厥，少阴恶寒而蜷，此属少阴之经，而非少阴之脏，亦谓之表寒也。时时自烦、不欲厚衣，此里热之实验也。

凡厥者，阴阳气不相顺接，便为厥。厥者，手足逆冷也。

疏曰：阴阳相顺接则为温，不寒不热，无病之常人也。偏阳则热，偏阴则寒。手足乃标末易见者也，手足厥，其中未有不厥者，但不形于外耳。

伤寒病，厥五日，热亦五日，设六日当复厥，不厥者自愈。厥终不过五日，以热五日，故知自愈。

伤寒，厥四日，热反三日，复厥五日，其病为进。寒多热少，阳气退，故为进也。

疏曰：以厥热而念阴阳之胜负，欲得阳胜其阴也。盖阳为正气，阴为邪僻。五日四日者，但借以为比例，非限定此日数也。

伤寒，始发热六日，厥反九日而利。凡厥利者，当不能食，今反能食者，恐为除中。食以索饼①，不发热者，知胃气尚在，必愈。恐暴热来，出而复去也。后三日脉之，其热续在者，期之旦日夜半愈。所以然者，本热六日，厥反九日，后发热三日，并前六日，亦为九日，与厥相应，故期之旦日夜半愈。后三日脉之而脉数，其数不罢者，此为热气有余，必发痈脓也。

疏曰：厥而利，乃阴胜其阳，当不能消谷。反能食者，恐属虚阳发外，名曰除中。北人以饼为餐，试食以索许之饼②，不加发热，知胃气尚在，而能消之，故知其必愈。又恐其暴热出而复去，则其根不固者，后三日诊其脉，其热续在。热者，真阳之气也。期以旦日夜半愈，所以然者，厥热相等故尔。但

① 索饼：即面条。《释名·释饮食》："蒸饼、汤饼、蝎饼、髓饼、金饼、索饼之属，皆随形而名之也。"

② 索许之饼：此指少量食物。

恐脉数，又为热气有余，有余者，必发为痈脓。大病之后，发为余毒者，皆此类也。故于温里之际，须预防之，盖阴阳务得其平，不宜少有偏胜。投剂者，可不慎欤？

伤寒一二日至四五日而厥者，必发热。前热者后必厥，厥深者热亦深，厥微者热亦微。厥应下之，而反汗出者，必口伤烂赤。

疏曰：至四五日而厥者，厥非初病而厥也，从前必发热，而后乃厥。但厥有浅深，热之深者，其厥亦深；热之微者，其厥亦微。因热入于里，其外反厥冷。里热，当从而下，若误以厥为表寒，从而汗之，则伏热外发，必令口伤烂赤。

伤寒先厥后发热，下利必自止，而反汗出，咽中痛者，其喉为痹。发热无汗而利必自止，若不止，必便脓血。便脓血者，其喉不痹。

疏曰：阴寒逼迫，而为下利，发热则阳进而阴退，其利自止。若阳气有余，反自汗出，则咽痛而为喉痹。无汗，则余热不从外发，而为内攻，必便脓血。读此条，足知阴阳胜负，毫厘不爽，岂可任意而偏为之呼！

伤寒先厥后发热，而利必自止，见厥复利。

诸四逆厥者，不可下之。虚家亦然。

疏曰：前云厥应下之者，谓其热实也；此云不可下者，谓其虚寒也。

少阴负趺阳者，为顺也。

疏曰：趺阳，胃脉也，得中和之温气，又曰胃气、谷气。少阴，寒水之气也。少阴负，则趺阳得其胜矣，故人以胃气为主宰，是谓之曰顺。

少阴病，八九日，一身手足尽热者，以热在旁光，必便血也。

疏曰：少阴与太阳相表里，少阴热甚，下行极而上，自里之表，外达于旁光，热气有余，乃令便血。

少阴病，恶寒而蜷，时自烦，欲去衣被者，可治。

疏曰：恶寒而蜷，阴寒之为甚者也。烦而渐欲去衣被，可验其阳气之来复，却非阳明热甚，狂烦而弃衣者也。

少阴病，下利，若利自止，恶寒而蜷卧，手足温者，可治。

疏曰：下利自止，虽仍恶寒蜷卧，手足乃先为之温，可以验阳气之来复，故云可治。

已上旧编杂处，兹为之类集，学者熟思玩味，可以悟寒热之浅深虚实、阴阳之消长去来，庶几不负为人之司命者也。

伤寒脉浮，自汗出，小便数，心烦，微恶寒，脚挛急，反与桂枝汤欲攻其表，此误也。得之便厥，咽中干，烦躁，吐逆者，作甘草干姜汤与之，以复其阳；若厥愈足温者，更做芍药甘草汤与之，其脚即伸；若胃气不和，谵语者，少与调胃承气汤；若重发汗，复加烧针者，四逆汤主之。

疏曰：自汗出，小便数，则脉浮为虚浮，烦亦虚烦，而微恶寒，脚挛急，乃虚寒在里之实验也。治法当依下文："病证象桂枝，因（当作应）加附子于其间，增桂令汗出，附子温经，亡阳故也。"乃不如此治，而反与桂枝汤以攻其表，致令有如许之变。但阴阳两虚，先救其阳。至"其脚即伸"之后，不无救阳而有偏盛，乃令谵语，少与调胃承气汤。设若不止于桂枝，而重发其汗，更加烧针者，则四逆汤以回其阳，亦所宜急也。训诫之意，盖为阳虚于上，阴盛于下，而非表邪者，不可轻易发汗，即桂枝之轻者，亦在所不宜。

问曰：证象阳旦，按法治之而增剧，厥逆，咽中干，两胫拘急而谵语。师言：夜半手足当温，两脚当伸。后如师言，何以知此？答曰：寸口脉浮而大，浮则为风，大则为虚，风则生微热，虚则两胫挛，病证象桂枝，因加附子参其间，增桂令汗出，附子温经，亡阳故也。厥逆，咽中干，烦躁，阳明内结，谵语烦乱，更饮甘草干姜汤，夜半阳气还，两足当热，胫尚微拘急，重与芍药甘草汤，尔乃胫伸。以承气汤微溏，则止其谵语，故知病可愈。

疏曰：此重申上文而发明之。阳旦，桂枝汤之别名。浮则为风，此非外入之风，乃内风也，即身中之阳气，厥逆于外者也。当加附子以回阳，而反以桂枝汤攻其表，致令厥逆、咽中干、烦躁，须先以甘草干姜汤以复其阳，次以芍药甘草汤以和其阴，即有阳明内结谵语，亦须待厥愈胫伸之后，而以承气汤以止之。但阴阳两虚者，务须先救其阳，后救其阴。且风有虚实之不同，若虚以实治，岂不为误？而救治之法，当知有先后，以后而先，以先而后，焉不悖逆？！

浮则为风，大则为虚，风则生微热，虚则两胫挛。经曰：

"阳之气，以天地疾风名之。"① 名之曰风，其实乃阳之气。藏之于内，则为阳之气；暴之于外，则名之曰风。故脉见浮大，身发微热，胫而拘挛，所谓类中风者是也。

桂枝本为解肌，若其人浮脉紧，发热汗不出者，不可与也，常须识此，勿令误也。

疏曰：桂枝但能开解肌表，而不能发汗。浮紧发热，汗不出，伤寒之表实者也，须麻黄以发之。误以桂枝，反令表实，且芍药酸收，益非所宜。

凡服桂枝汤吐者，其后必吐脓血也。

疏曰：桂枝辛温，服之而吐者，必素有蕴热，助以辛温，乃令吐脓血。

若酒客病，不可与桂枝汤，得汤则呕，以酒客不喜甘故也。

疏曰：纵酒之人，常多内热及病酒者，皆与桂枝之甘温，非所宜。

太阳病三日，已发汗，若吐、若下、若温针，仍不解者，此为坏病，桂枝不中与也。观其脉证，知犯何逆，随证治之。

疏曰：不得以三日为表病而与桂枝，当依现在之变坏者而为救治。

发汗后，水药不得入口为逆。若更为发汗，必吐下不止。

① 阳之气，以天地疾风名之：语见《素问·阴阳应象大论》

疏曰：汗得其宜，则病去而人安矣。反令吐逆者，无汗而强发之，必动其气。若更发汗，则吐下不止，危亡之兆也。

少阴病，脉细沉数，病为在里，不可发汗。

疏曰：沉为在里，不可攻表；细数而实者，可清可下；虚者，可滋可温。

少阴病，脉微，不可发汗，亡阳故也。阳已虚，尺脉弱涩者，复不可下之。

疏曰：汗下，皆泻也，有余者泻之。脉微，则阳已虚，发汗则阳为之亡矣。尺脉弱而涩，则在里之气血皆衰败，故不可以下。

脉浮而紧，而反下之，紧反入里，则作痞，按之自濡，但气痞耳。

疏曰：浮而紧者为表寒，下之则寒邪入里，结而为痞。按之而濡软者，但痞在气，而未深入于血也。

脉阳微而汗出少者，为自和也；汗出多者，为太过。

阳脉实，因发其汗，出多者亦为太过。太过为阳绝于里，亡津液，大便因硬也。

疏曰：阳者，阳邪也。阳邪本微，则汗亦宜少，多则太过。阳邪而脉实者，汗出多，亦为太过。太过则所亡者皆津液，大便因为之硬也。足见多寡皆有度量，岂可不先为之酌定耶。

病人有寒，复发汗，胃中冷，必吐蛔。

疏曰：有寒者，里有寒也。复发其汗，则阳愈虚，胃中益冷，蚘不能安，因吐逆，乃随之而出。

本发汗，而反下之，此为逆也。若先发汗，治不为逆。本先下之，而反汗之，为逆。若先下之，治不为逆。

疏曰：表里俱实者，汗下是其宜然。须知治法，有先后缓急，不令有失次第，而为悖逆。先表后里，此其常也。亦有里证而急于表者。

伤寒一日，太阳受之，脉若静者为不传。颇欲吐、若躁烦、脉数急者，为欲传也。

疏曰：身已受邪，脉焉得静？但不躁急过甚，即谓之曰"静"，如临敌而能自持者。若过于静，又为退缩不进之象。

伤寒三日，三阳为尽，三阴当受邪，其人反能食而不呕，此为三阴不受邪也。

疏曰：三日者，约略之词，非刻定之三日也。邪在于表，能食之而不呕，知其里和表病，三阴不受邪也。

伤寒六七日，无大热，其人躁烦者，此为阳去入阴故也。

疏曰：无大热，其热入于里矣。躁烦，乃受邪之明验。故知其去乎阳，而入于阴也。

伤寒四五日，腹中痛，若转气下趋少腹者，此欲自利也。

疏曰：四五日者，非初病而得也。阳病者，上行极而下也。故有自利为欲愈、自利而病益甚者。

太阳病，脉浮紧，发热，身无汗，自衄者愈。

疏曰：其人阳气本盛，表邪又实，相持日久，忽然暴决，而自衄者，可以验其屈而得伸，而为欲愈也。

阳明病，法多汗，反无汗，其身如虫行皮中状者，此以久虚故也。

疏曰：阳明多气多血，津液充，而易为汗者也。今反无汗，必其人津液素亏，不能作汗，燥发如虫行皮中之状，不能自安，将欲为疮疹之发。

阳明病，反无汗，而小便利，二三日呕而咳，手足厥者，必苦头痛。若不咳不呕，手足不厥者，头不痛。

疏曰：阳明病，法多汗，但无汗而小便不利者，必发身黄。今小便利，不得发黄。其津液虽能下通，而胃气不得外越，故手足为之厥。厥则呕而咳，咳则头痛，皆由反无汗之故也。

太阳病，医发汗，遂发热恶寒，因复下之，心下痞，表里俱虚，阴阳气并竭，无阳则阴独，复加烧针，因胸烦、面色青黄，肤瞤者难治。今色微黄，手足温者易愈。

疏曰：发汗而遂令发热恶寒，下之乃致心下痞，汗下皆因于误也。如是则表里俱虚，阴阳气俱竭。既无其阳，独存者此阴质耳，复加以烧针，心胸因为而烦乱，逆之至再，胃之阳气所存者无几。若手足温，而面色微黄，则胃气尚存，为易愈；若色黄而杂以青暗，肌肤为之瞤动，则土败木贼，虚风内动，则为难治。

太阳病，下之。其脉促，不结胸者，此为欲解也。脉浮者，必结胸也；脉紧者，必咽痛；脉弦者，必两胁拘急；脉细数者，头痛未止；脉沉紧者，必呕吐；脉沉滑者，协热利；脉浮滑者，必下血。

疏曰：太阳病，不当下，下之而脉促，促为阳盛，其人元气本壮，虽误下而不受伤，故为欲解。脉浮，则表邪犹在，其胸必结；浮而紧者，其结在上，咽为之痛；浮而弦者，其结在旁，胁为之满；浮而细数者，其结更在高位，故头痛未止；沉而紧者，其结在里面，故欲呕；沉而滑者，热气有余，而为协热利；滑而浮者，阳邪太过，必伤其血，故下血。皆因一误下，而遂防如许之变证，下之不可不慎也如此。

太阳病，脉浮而动数，浮则为风，数则为热，动则为痛，数则为虚。头痛发热，微盗汗出，而反恶寒者，表未解也。医反下之，动数变迟，膈内拒痛，胃中空虚，客气动膈，短气烦躁，心中懊恼，阳气内陷，心下因硬，则为结胸，大陷胸汤主之。若不结胸，但头汗出，余无汗，剂颈而还，小便不利，身必发黄也。

疏曰：浮为在表，浮则不实，数动热痛，皆因表未得解，而搏及于内也，故发热微盗汗出，而反恶寒。若阳明内热盛实，则大汗出，不恶寒而恶热矣。于时若反下之，则动数之脉变为迟滞，膈内为之拒痛。胃中本来空虚，客气乘虚上逆，而短气烦躁，心中懊恼，阳邪内陷，而为结胸。斯时将从表解不可得，涌吐亦不可得，谓其下后而气陷也。不得已，权宜之法，仍从下解，大陷胸汤主之，乃将错就错之计使也，必其人元气壮盛者乃可。设若下后而不结胸，则虽陷下，而未深入于里，故但头汗出，而通身不能有汗，但剂颈而还，小便不得利，津液不得施化，抑郁而身为之发黄，皆因误下而气为之屈，令诸变证者也。

病发于阳，而反下之，热入，因作结胸；病发于阴，而反下之，因作痞。所以成结胸者，以下之太早故也。

疏曰：发于阳，谓热虽盛，而未成实者；发于阴，谓未成热者。结胸属热盛，痞则尚属虚寒。皆不可下，谓其邪未结而实也。

太阳病，而二三日，不能卧但欲起，心下必结，脉微弱者，此本有寒分也。反下之，若利止，必作结胸。未止者，四日复下之，此作协热利也。

疏曰：但欲起不能卧，必因心下有所结聚，升降不得自由。且病只二三日，而脉微弱，非属热结，尚在寒分也。若反下之，利虽止，而所伤之处，必作结胸。若利未止，至四日复从而下之，此作协而利之治法则可，此本有寒分也，不可以复下。

阳明中风，口苦咽干，腹满而喘，发热恶寒，脉浮而紧，若下之，则腹满、小便难也。

疏曰：咽干口苦，腹满而喘，阳明之风热盛也。但热盛于内者，必汗出不恶寒而恶热，脉大而不紧，若恶寒而脉紧者，表未解也，故不当下，若误下之，令内气伤，则腹满而小便难，气从中馁，而不能施化者也。

伤寒发汗已，身目为黄，所以然者，以寒湿在里不解故也。

以为不可下也，于寒湿中求之。

疏曰：发汗已后，而身目皆为之黄，在表之邪却，而在里之寒湿不解故也。寒湿则不当下，须于治寒湿法中求之，桂枝加附子汤是宜，其脉必细而迟。

脏结无阳证，不往来寒热，其人反静，舌上苔滑者，不可攻也。

疏曰：其结在脏，而无阳证，则纯乎寒。不往来寒热，无交争欲胜之机，反静而不躁扰，结若此者，温之且不暇，岂可攻乎？

阳明病，脉浮而紧，咽燥口苦，腹满而喘，发热汗出，不恶寒，反恶热，身重。若发汗则躁，心愦愦反谵语；若加烧针，必怵惕，烦躁不得眠；若下之，胃中空虚，客气动膈，心中懊侬，舌上胎者，栀子豉汤主之；若渴欲饮水，口干舌燥者，白虎加人参汤主之；若脉浮发热，渴欲饮水，小便不利者，猪苓汤主之。

"心中懊侬，舌上苔者，栀子豉汤主之"此一节，读当在"身重"之下。

疏曰：证见阳明，脉得太阳，里热已甚，而表未得尽解也。故汗下烧针皆不可，惟有吐之一法，吐则内热得以宣达，脉紧者亦得以舒，表亦因之而解，栀子豉汤之用，神矣哉。若吐后胃阳有余，不得和平，口干舌燥，渴欲饮水者，济之以白虎汤而加人参；若脉浮发热，渴欲饮水，小便不利者，因吐后，而膀胱之阳气厥逆，不得就下，以猪苓汤饮而归之。读此，则可以悟病机之出入、运用之权衡，跃然如在目中矣。

阳明病，脉浮而紧者，必潮热，发作有时。但浮者，必盗汗出。

疏曰：潮热多因里实，而亦有表实者。曰阳明病，则内热已盛，其脉当大，反浮而紧者，表之寒邪闭固，内热不得舒发，两相拒抗，而为潮作之势，故发作有时，但不似内之热实，其发而无时也，皆由不得汗出。若但浮而不紧，则表虽未解而不实，故能盗汗出。盗汗出者，如盗之潜出，终不能张大其声。阳明病者，当汗出而脉大也。

阳明病，但头眩，不恶寒，故能食而咳，其人必咽痛。若不咳者，咽不痛。

疏曰：不恶寒，则表已解开，胃气得以舒发，故能食。咳因虚热内作，故咳而咽痛，头为之眩。若不咳，则咽不痛，而头亦不眩矣。

伤寒脉浮而缓，手足自温者，是为系在太阴。太阴者，身当发黄。若小便自利者，不能发黄。至七八日大便硬者，为阳明病也。

疏曰：浮为在表，缓则为气虚，为湿胜。而手足尚能自温者，其系不在太阴之里，而在太阴之经，但在经者，不得汗出，当发身黄。今小便自利，脾能胜湿，津液得以施化，故不能发黄。至七八日，而大便硬者，是太阴之湿反变为阳明之燥，是为阳明病也。故有始寒而终热，始湿而终燥者，不可不知有传变也。

伤寒呕多，虽有阳明证，不可攻之。

疏曰：呕多，则气机专于上达，而未得伸，治当从而顺之，故虽有阳明内实，亦不可攻，攻之则逆矣。

食谷欲呕者，属阳明也，吴茱萸汤主之。得汤反剧者，属上焦也。

疏曰：胃为纳谷之司，食谷而欲呕者，胃病也。恐属胃家虚寒，肝木得以乘之，投以吴茱萸汤。而呕反甚者，属上焦也。上焦者，自上而下，自表之里者也，小柴胡汤是宜。疑似之间，务先里而后表者，顾本所当先也。

阳明病，口燥，但欲漱水，不欲咽者，此必衄。

疏曰：其燥在口，而舌不干渴，故但欲漱水，不欲咽下，其热在经，在经者，必从鼻衄，血出乃解。

脉浮发热，口干鼻燥，能食者必衄。

疏曰：脉浮发热，口干鼻燥，其热在表。能食者，其里则和。里和表病，邪自外解，故必衄。

阳明病，面合赤色，必发热色黄，小便不利也。

疏曰：合当作盦①，如盦酿之赤色，昏暗而不鲜明。若此者，必发热色黄，小便不利，皆因不得汗泄，阳气为之郁伏，津液不得通调故尔。

阳明病，无汗，小便不利，心中懊憹者，身必发黄。

疏曰：阳明病，法当多汗而小便利，反无汗而小便不利，

---

① 盦：当作"盦（ān 安）"，古代盛食物的器具，色多暗赤。

必中懊恢者，阳明之湿热抑郁不得从外越，必发而为身黄。

阳明中风，脉弦浮大而短气，腹都满，胁下及心痛，久按之气不通，鼻干，不得汗，嗜卧，一身及面目悉黄，小便难，有潮热，时时哕，耳前后肿，刺之小差。外不解，病过十日，脉续浮者，与小柴胡汤。脉但浮，无余证者，与麻黄汤。若不尿，腹满加哕者不治。

疏曰：此风温为病，弥满三焦，始终皆见浮脉，而无热实里证，故虽日久，仍得自表而解。又以破通篇之成局，而示人之取用，当知有抉择者也。盖阳明热盛者不当汗，而此复为之汗，因其不自汗出也。病过十日者，不当表散，而为之表散者，因其脉浮也。若不尿，腹满加哕，则水竭于下，火炎于上，虽欲使柴胡麻黄，不可得矣，故曰难治。

防误

若燥渴而宜行白虎，便闭而当以承气者，则与此相悖殊，脉虽浮而不盛者亦然。

伤寒四五日，脉沉而喘满，沉为在里，而反发其汗，津液越出，大便则难，表虚里实，久则谵语。

"表虚里实"一句，读当在"沉为在里"之下。

疏曰：邪之所在，攻必随之。里实则表虚，误为之发汗，则津液越出，越出者，越分而不当出也，如是则燥结而大便难，神乱而为谵语。

咽喉干燥者，不可发汗。

淋家不可发汗，发汗则便血。

疮家不可发汗，发汗则痉。

疏曰：汗者，津液之所为也。津液本干燥，不可强之以汗。淋本小肠燥热，汗之，则不得溺而尿血。疮本肤燥，强之以汗，则筋脉强劲而反张。

衄家不可发汗，汗出，必额上陷脉紧急，目直视，不能眴①，不得眠。

疏曰：衄本亡血，强责以汗，其血益燥，额上陷脉为之紧急。目得血而能视，直视不能眴，血不为之使也。阴虚则阳盛，阳盛者不得眠。

亡血家不可发汗，发汗则寒栗而振。

疏曰：阳根于阴，血亡则阳之根也不固，复发其汗，阳虚则阴盛，故寒栗而振。

发汗后，饮水多必喘，以水灌之亦喘。

疏曰：水者，阴之属，阳气盛者足以消之。汗后则阳虚，得之而喘者，阳虚不能胜水气也。

汗家重发汗，必恍惚心乱，小便已，阴疼，与禹余粮丸（缺）。

疏曰：汗者，心之液。汗家重发汗，则液为之亡矣，心无液以养，则恍惚心乱。小便已，则液益消除，而阴乍为之疼，盖心肾虽殊，其根则一。禹余粮丸虽阙，而镇心神补津液，可

---

① 眴（shùn 顺）：目转动。

以意会而得也。

发汗后，身疼痛，脉沉迟者，桂枝加芍药生姜人参新加汤主之。

疏曰：汗后而身疼痛者，其痛属阳虚者，脉必沉而迟。和荣卫，补津液，是所宜也。

病人烦热，汗出则解，又如疟状，日晡所发热者，属阳明也。脉实者，宜下之；脉浮虚者，宜发汗。下之宜大承气汤，发汗宜桂枝汤。

疏曰：解后而又如疟状者，汗虽出，而邪不彻，未得尽解也。发于日晡，乃属阳明之候，乘旺而为之发也。下之宜大承气汤，发汗宜桂枝汤，乃约略之词，勿执定即以为用也。

未持脉时，病人叉手自冒心，师因教令咳，而不咳者，此必两耳聋无闻也，所以然者，以重发汗虚，故如此。

疏曰：闻者，神之用也，阳虚则神自外，而耳无闻，心气怯者，欲得叉手以自冒，而为之缓可，如是辈者，试之以问，而不即应，知其神气俱歉，乃重发汗之故尔。所谓望而知之，问而知之。未持脉之先，须知有此勘验法也。

伤寒吐下后，发汗，虚烦，脉甚微，八九日心下痞硬，胁下痛，气上冲咽喉，眩冒，经脉动惕者，久而成痿。

疏曰：既吐且下，复发其汗，虚烦而脉甚微，此际当用补养。但补养者，须得无内证。今心下痞硬，胁下痛，气上冲咽喉，眩冒，经脉动惕者，皆里之虚邪动作也。但恐伤泄过甚，头绪多端，纵使补救得宜，虽然无大故，恐不免而成痿废，未必能全功，谓其不顺而易为者也。

大病差后，劳复者，枳实栀子豉汤主之。若有宿食者，加大黄。

疏曰：劳者，劳劳之义，谓其频复也。盖因病邪未净，不得均平，每触动而复举发。枳实、栀子、豉，用以逐余邪也。设有宿食而坚厚者，虽大黄亦可加，勿因大病之后，而生疑忌。此示人辨证，虚中有实，实邪虽微而不去，其虚终不得归安。噫，难乎其具眼者。

伤寒差已后，更发热者，小柴胡汤主之。脉浮者，以汗解之；脉沉实者，以下解之。

疏曰：差后更发热，乃未净之邪或新有感受者，但宜小柴胡，谓其差后，不堪重剂也。设脉浮，亦不妨于汗；沉而实者，亦不妨于下。

大病差后，从腰已下有水气者，牡蛎泽泻散主之。

疏曰：腰已下，阴之位也。水本阴属，从其类也。湿留则生热，湿热相生，遂成肿胀。大病之后，元气失于司化，乃令如是。牡蛎、泽泻、瓜蒌、蜀漆、葶苈、商陆、海藻，去湿而兼除热者也。用以为散，日三服，每方寸匕①者，缓图而不可急取也。

---

① 方寸匕：古代量取药末的器具，其状如刀匕。一方寸匕大小为古代一寸正方。

防误

差后劳复发热水气三条，有属虚乏而宜行补益者，则不同此例。盖至虚之中，须防亦有实邪者也。

伤寒医下之，续得下利清谷不止，身疼痛者，急当救里。后身疼痛，清便自调者，急当救表。救里宜四逆汤，救表宜桂枝汤。

疏曰：病有缓急，治有先后。本急而标缓，里重而表轻。未有本不治，而标能治者；未有里不和，而表能和者。故曰："治病必求其本"①。如身疼痛，则以表为急；既经误下，则又以救里为尤急也。四逆汤、桂枝汤，乃约略之词，非即为决定者也。

下利腹胀满，身体疼痛者，先温其里，乃攻其表。温里宜四逆汤，攻表宜桂枝汤。

疏曰：此不因误下，而腹胀满者，必先治胀满，经曰：中满无论标本，必先治之②。又曰：脾为孤脏，以灌四旁。③ 孤者，尊之名号也。

下利，寸脉反浮数，尺中自涩者，必清血。

疏曰：寸脉反浮数，阳气偏胜而有余也。尺中自涩，阴精枯燥而不足也。以强阳而搏微阴，其利不止者，必至下血。

---

① 治病必求其本：语见《素问·阴阳应象大论》。
② 中满无论标本，必先治之：语本《素问·标本病传论》。
③ 脾为孤脏，以灌四旁：语见《素问·玉机真脏论》。

下利脉沉弦者，下重也；脉大者，为未止；脉微弱数者，为欲自止，虽发热不死。

疏曰：沉则为降，弦则为升，沉而弦者，下利则重着，不得轻快，谓其不相和顺，而有留难也。脉得微弱而数，为欲自止，下利而得虚脉，是所当然，故虽发热，亦不大悖，但不宜脉大。然发热脉大，两者必相因，故为下利之大忌。

下利后，当便硬。硬则能食者愈，今反不能食，到后经中颇能食，过一经能食，过之一日当愈。不愈者，不属阳明也。

疏曰：下利者，阳明肠胃之事也。若得便硬能食，则为胃和而欲愈。今反不能食，或过一经之期，胃气得以渐复，而颇能食。夫过一经而能食，即使过一日能食者亦当愈，盖胃气易得而复者也。今而不愈，则知其不属之阳明胃病，或属之三阴，而脏为之病也。

伤寒服汤药，下利不止。心下痞硬，服泻心汤已，复以他药下之，利不止，医以理中与之，利益甚。理中者，理中焦。此利在下焦，赤石脂禹余粮汤主之。复利不止者，当利其小便。

"伤寒服汤药，下利不止"，此二句乃是为下文作引头，其下当作截断，看"心下痞硬"句，乃是重起，若顺文读去，则岂有下利不止，而复以他药下之乎？

疏曰：下利之证则同，须知有中焦下焦之别异。盖虚在下者，其中反实，其实乃虚，若以痞硬为实，从而泻之下之，宜乎其利不止矣。利既不止，又疑属中焦虚寒，而为之理中。盖中气得理，则精气不得下趋，其下益虚，故其利益甚。石脂、禹粮，体重而就下，味涩而固脱，用以填补其下利之漏隙也。

若复利不止，则填补固宜，而壅滞不得疏利。利小便者，欲得而疏利也，其用意精深也如此。服汤药而下利不止者，须知有此之故。

防误

此条为肾虚脉大，能食而下利者是宜。若阳虚而脉沉细，不欲食者，则反是。

伤寒，脉微而厥，至七八日肤冷，其人躁，无暂安时者，此为脏厥，非蛔厥也。蛔厥者，其人当自吐蛔。今病者静，而复时烦者，此为脏寒，蛔上入膈，故烦，须臾复止，得食而呕，又烦者，蛔闻食臭出，其人当自吐蛔。蛔厥者，乌梅丸主之。又主久利。

疏曰：此脏厥、蛔厥之有分别也。脏厥者，真脏之气厥逆，其人躁而无暂安时，元阳将欲离异者也。蛔厥者，厥因蛔动，而病者静，有时而烦，烦因蛔动，闻食之气味而出上膈，因呕而致蛔出，比之脏厥者稍轻。盖脏腑得其和，蛔亦能自安，而不致有厥逆。厥逆者，脏腑之反乖异也。人参、附子、干姜、桂枝、蜀椒、细辛、当归之辛温者，用以和其里；黄连、黄柏、乌梅之酸苦者，用以清其上，使蛔得温养而能自安，畏酸苦而不敢犯上。安蛔正所以安其五内也。夫人身中之有蛔，犹地中之有蛟，蛟之出而去者，其地之运也必索①，故知蛔之运即可以知人之运矣，然人亦大块中之一蛔耳。又主久利者，久利则元阳虚，而真阴莫能秘固，故亦在所当投也。

---

① 索：尽，空。

喘家作，桂枝汤加厚朴杏子佳。

疏曰：喘因表不得泻，其人里气壮盛者，升之而且降之，乃以为佳。

呕家有痈脓者，不可治呕，脓尽自愈。

疏曰：身有痈脓，则运行不得周通，胃脘亦因之而厥逆，若无他故，俟脓尽而呕自愈，不得妄为之治。

伤寒哕而腹满，视其前后①，知何部不利，利之即愈。

疏曰：哕逆须别虚实。虚因元阳自外，亦有前后部不利，因之腹满而哕者，利之则愈。

三阳合病，脉浮大，上关上，但欲眠睡，目合则汗。

疏曰：三阳合病，则阳之部分皆盛而满，其脉必浮大。上出于关部之上，谓其极盛也。阳邪之盛者，其神必昏，故但欲眠睡，然而目才合，而汗即出，不能安于睡者也。

夫实则谵语，虚则郑声。郑声，重语也。

疏曰：言语者，气机之能使也。邪气之有余者，其出必壮而严厉；虚怯者，必重而不能轻便。

病在阳，应以汗解之，反以冷水噀之，若灌之，其热被却，不得去，弥更益烦，肉上粟起，意欲饮水，反不渴者，服文蛤散。若不差者，与五苓散。寒实结胸，无热证者，与三物小陷

---

① 前后：指大、小便

胸汤，白散亦可服。

疏曰：噀，口喷也。灌，浴洗也。热因冷水喷洗，令阳气退却，不得升达，而烦抑更甚，肌肉之上，如粟而垒起。意欲饮水者，烦而欲得而济也。反不渴者，寒水之为邪也。文蛤甲属①，而主表者也，其体则燥，燥能胜水。投之而不差者，则水邪已近于里。五苓散者，欲水邪之下达也。若寒实结于胸次，而无热证者，当与小陷胸汤，三白散亦可投。三白散者，桔梗、贝母、巴豆之三物也。全章之意，盖因不从汗解，误为噀灌，令寒水之气内侵，故始终救治，不外寒水之立法也。治病必求其本者如此。

伤寒六七日，大下后，寸脉沉而迟，手足厥冷，下部脉不至，咽喉不利，唾脓血，泄利不止者，为难治，麻黄升麻汤主之。

疏曰：病已六七日，大下之后，寸脉沉而且迟，下部之脉不至，手足皆厥冷，虚寒极甚，而泄利仍不止，则虚无底止者也。但虚寒而能温补，犹可以称顺事。今且咽喉不利，唾脓血，则邪热又甚，而清补两难，故曰难治。盖难治者，未有弃之而不治，亦须处之以方，而方不无丛杂矣。麻黄、桂枝、升麻，解表者也，意在先必有其表邪，因下之而内陷者也；黄芩、石膏、知母，治内陷之邪化而为热也；干姜、白术、甘草，以温补中气之受伤；萎蕤、天冬、茯苓、芍药，以滋养其虚燥。姑为之进，再视其何者响应，然后从而出入之。必本人元气能自主者，虽杂乱亦能多方缓图，或得以愈。

---

① 甲属：甲壳类动物。

伤寒阴阳易之为病，其人身体重，少气，少腹里急，或引阴中拘挛，热上冲胸，头重不欲举，眼中生花，膝胫拘急者，烧裈散主之。

疏曰：易者，交相移易也，男病传不病之女，女病传不病之男。交媾则精亏，病者之余热为毒，乘虚而感受之。少腹里急，阴中拘挛，膝胫拘急，皆毒受之明验也。其病在下，则热上冲胸。眼中生花，虚邪逆客于上部也。因虚而受者，其身体必重而少气。治此者，由此而入受，须得由此而出。烧裈者，男病用女，女病用男，谓其臭秽相从，为之导引而自外也。

问曰：病有霍乱者，何也？答曰：呕吐而利，名曰霍乱。

问曰：病发热、身疼、恶寒者，此属何病①？答曰：此名霍乱，自吐下又利，止更复发热也。

"止"字，当属"上"字之传讹。

疏曰：上病者，其下则不病；下病者，其上则不病；表病者，其里则不病；里病者，其表则不病。而一时上下俱病，又非久病而交相脱绝者，其名为何？名曰霍乱。霍之为言虐也，谓其病势之暴虐，紊乱而无头绪者也。

霍乱之病，有似于疟邪，当其发也，不知何由而发，及其止也，不知其何由而顿止。故轻者不治而自能愈，治之而不得其因者，则反以为逆。

霍乱，头痛发热，身疼痛，热多欲饮水者，五苓散主之；寒多不用水者，理中丸主之。

---

① 病发热、身疼、恶寒者，此属何病：诸本皆同。宋本《伤寒论》作"病发热、头痛、身疼、恶寒、吐利者，此属何病"。

疏曰：云霍乱者，则吐利兼见也。虽有身疼发热之表证，不可以汗。既吐且利，则不可以复吐而利，又不可即为之补养。治此者将何从？惟安其中气而已。热多欲饮水者，其人禀气壮盛，五苓散引之就下，而使其归降，不可误以为热实，而以寒凉为之治也。寒多不用水者，其人中气本属虚寒，但温理其中气可也，盖暴病非热者信然。

若脐上筑①者，肾气动也，去术加桂；吐多者，去术加生姜；下多者，还用术；悸者，加茯苓；渴欲饮水者，加术；腹中疼痛者，加人参；寒者，加干姜；腹满者，去术、加附子。吐利止，而身痛不休者，当消息②和解其外，宜桂枝汤小和之③。

疏曰：此五苓、理中二方之加减法也。肾间动气，上筑于脐，加桂使之速下，去术恐其留中；吐多去术加生姜，顺其宣达之势；下多还用术，欲其缓中；悸加茯苓以防水气；渴加术以润虚燥；腹痛加入人参以固中气；寒加干姜以助阳；腹满加附子以祛阴邪。吐利止则内得以和，其表仍不利者，桂枝汤以和解之。只此一加减，足以悟治全体之大要。

伤寒，其脉微涩者，本是霍乱，今是伤寒，却四五日至阴经上转入阴者，必利。本呕下利者，不可治也。欲似大便，而反失气，仍不利者，属阳明也，便必硬，十三日愈，所以然者，经尽故也。

---

① 筑：捣，引申为悸动。
② 消息：斟酌。
③ "吐利止"句：宋本《伤寒论》另作一条。

疏曰：微而且涩，乃阴脉也。因伤寒邪，而证见霍乱，但视其转变之何如耳。若从阴经而转入于阴，必然下利。本呕，而今反下利者，其病则为甚。若似欲大便，但只泄气，而不利下者，是属胃气有权，便必硬，而为欲愈。十三日者，四序一周，元气自得而复也。盖阴病得阳者生，阳病得阴者死，此其通例也。

防误

有饮食填塞中宫，及暴中暑邪，而为霍乱者，其治法不同此例。

死 症

孔子答子路曰："未知生，焉知死①。"若以为未答，而深已答之矣。盖知所以生，则知所以死。余引以晓业医者曰："未知死，焉知生"。盖医所以治死生，举错不出乎两端，斯而不悟，以药味方书为究证，岂非逐末驰求者乎？盖知所以死者，则生机显然指顾间矣。但生机不能示人者也，欲求其自悟，苟能一旦豁然，则生死虽云大事，而亦属之等闲耳。兹集仲景所云死证，从而疏衍之，其间有死而不死，不死而死者，在乎当人之自悟，而知其所以然者，则得之矣。

脉浮而芤，浮为阳，芤为阴，浮芤相搏，胃气生热，其阳则绝。

疏曰：常人之脉得中，浮则阳气发露于外，芤草其形中空，脉状如此，气血罄焉。盖气机之动，常若相搏，浮芤相遇，胃

---

① 未知生焉知死：语见《论语·先进》。

气之温者，今反变而为热，盖热因于虚，精血亏竭，元阳失其所养，而弃绝于外者也。

直视谵语，喘满者死，下利者亦死。

疏曰：直视者，睛定而不得转旋，神不为之使也。谵语者，语非和顺，而反其所常，盖因所见，而非常见者也。喘满者，发其所藏充盛于外，犹潮作之自海而江也。若此者，皆神形相离之象，故曰死。若不喘满，而下利不止，则为上下交离，其中宁能自固，故曰亦死。

太阳少阳并病，而反下之，成结胸，心下硬，下利不止，水浆不下，其人心烦。

疏曰：阳明胃家实者，当用攻下。若太阳少阳病，则胃家本虚，误为之下，而中气受伤，在表之邪，乘虚内陷，而结于胸次，心下乃为之硬。元神受伤，莫能统摄，而下利不能自止。虚邪在中，而水浆不得下，其人但只心烦，无可如何之象。盖中脘本虚，今为邪客，塞结其间，上下不得交通，而成隔绝，补之不得，泻之又不得，命根宁不为之夭折乎？若此者，治之为误也，必须命根之牢固者，或侥幸于不死。

问曰：病有结胸，有脏结，其状何如？答曰：按之痛，寸脉浮，关脉沉，名曰结胸也。何谓脏结？答曰：如结胸状，饮食如故，时时下利，寸脉浮，关脉小细沉紧，名曰脏结。舌上白胎滑者，难治。

疏曰：结胸脏结，其结若相似，而有脏腑虚实之不同。结胸结在腑而多实热，脏结结在脏而多于虚寒。饮食如故，结不在胃也。脉皆寸浮而关沉，寸浮者，因结而不得交通，拒格在上；关沉者，谓其结在中，而不得升起也。结胸因下之早，表邪内陷，气壮邪实者，可以下之而解。脏结本之虚寒，饮食如故者，但不碍食，非如常人之能食也，且时时下利，但宜温热以回阳气。若舌白胎而滑，则纯阴无阳，即使温热，恐元阳之难复，故曰难治。

结胸证，其脉浮大者，不可下，下之则死。

疏曰：其结在胸，脉当沉细，反浮大者，真气出外，邪反居内，已属难治，故戒不可下。若以胸结须下，从而下之，则上下交离，危亡迫矣。

结胸证悉具，烦躁者亦死。

疏曰：胸者，中身之位，出入往来之关要者也，不可少有妨碍，今为邪所结聚，宜乎烦躁不得如常，但不可烦躁过甚，甚则为元神扰乱，将欲离乎其体者也。

病胁下素有痞，连在脐旁，痛引少腹，入阴筋者，此名脏结，死。

疏曰：元阳健壮，足能运化，不得有积聚。素有痞者，本之虚寒也。更加以暴寒，痛引少腹而入于阴筋，深结于脏，虽药力之温热，而不能解其沉寒痼冷，故曰死，其脉必沉细而迟。

阳明病，心下硬满者，不可攻之；攻之，利遂不止者死，利止者愈。

疏曰：硬满在腹者可攻，因其顺下而易为也。若在心下，则处乎高位，攻之而中气无故受伤，遂利不止，胃气莫能自固也。倘原气本厚，虽误攻伐，尚能自和，而利止者，则为欲愈。

发汗多，若重发汗，亡其阳，谵语，脉短者死，脉自和者不死。

疏曰：汗已多，又从而发之，则所亡者乃真阳。元神浮散于外，而令言乱谵妄，语非其常，脉短而乏者则死。或禀气原厚，虽屡经伤泄，脉尚能自和者，可以不死。

少阴病，但厥无汗，而强发之，必动其血，未知从何道出，或从口鼻，或从目出，是名下厥上竭，为难治。

疏曰：厥者，阳气不相顺接，乍而偏寒，若误以为表之寒邪盛实，强为之发汗，本无汗而强发之，必动其血。血液泛溢，不能度量其出路，或而口鼻，或而耳目，下厥而上竭，如涌泉之势，欲使之归源，不亦难乎？强而汗之，为误也。

伤寒六七日，不利，便发热而利，其人汗出不止者死，有阴无阳故也。

疏曰：病初不利，便发热而利者，正邪相持，正负而邪胜，元阳之欲亡而出也。外而发热汗出不止，内而下利，交相脱绝之象。阳亡，而所存者但形体之阴质耳，故曰有阴无阳。

伤寒五六日，不结胸，腹濡，脉虚复厥者，不可下。此为亡血，下之死。

疏曰：不结胸，腹濡软，脉虚而复厥者，厥因气血消亡，但当从事温养，待其和调。若误以厥因邪实，从而下之，则虚而益虚，死可待矣。

湿家下之，额上汗出，微喘，小便利者死；若下利不止者，亦死。

疏曰：燥实者宜下。若湿则本就下，更从而下之，乃令阴盛于内，元阳出之于外，故额上汗出而微喘，兼之下利不止，小便自利，则上下交离矣。

伤寒，脉迟六七日，而反与黄芩汤彻其热。脉迟为寒，今与黄芩汤复除其热，腹中应冷，当不能食，今反能食，此为除中，必死。

疏曰：迟为虚寒，虽六七日，未成热实，误投以寒凉品味，腹中益冷，元阳除去乎中，而出之于外，当不能食者，而反能食，违其所常，将尽之灯，其焰反烈者也。

少阴病，恶寒，身体蜷而利，手足逆冷者，不治。

疏曰：少阴肾脏，至阴之地，反为元阳之宅，阳生于阴也。阳盛者恶热，阴盛则恶寒，阳舒而阴则蜷，阳盛者多升而自汗，阴盛者多降而自利，在脏之元阳衰微已甚，所望者胃脘之阳气而为救应。若手足逆而冷，则知胃阳亦已先败，如是则全体纯属阴寒，回阳气于无何有之乡①。人力虽能代天工，亦必天工之有在者。

---

① 无何有之乡：典出《庄子·逍遥游》，指空无所有之地。

少阴病，四逆，恶寒而身蜷，脉不至，不烦而燥①者死。

疏曰：四肢逆冷，恶寒身蜷，脉不至，阴寒极甚者也。阴之极甚，所切望者阳气之来复。烦则为气争，而有欲胜之机；躁则为退缩，而自趋于云亡者也。烦躁之辨认，在乎强弱进退之间。有烦已而躁，躁已而烦者；有先烦而后躁，先躁而后烦者。其胜败之真机，默向此中推测。

少阴病，六七日，息高者死。

疏曰：六七日者，非初然而病，当邪退而正复，声息收敛之时。乃反气高尔喘者，不能纳气归原，反浮而出之于外。

少阴病，吐利，躁烦，四逆者死。

疏曰：吐利而四逆，则上下四旁，无非阴邪，而真阳之孤危极矣，宁不躁而烦乎？况躁而烦者，非若阳烦之有余，不能望其有来复也。

少阴病，下利止，而头眩，时时自冒者死。

疏曰：利止虽为欲望愈之兆，亦须内得安和，恐其利虽下止，而真阳上脱，头眩，时时自昏冒者，元阳脱绝于上也。

少阴病，脉微细沉，但欲卧，汗出不烦，自欲吐，至五六日，自利，复烦躁不得卧寐者死。

疏曰：微细而沉，深入在里。元阳不能自振，但欲得卧寐，虽汗出，而不烦，汗非阳盛者也。自欲吐，在里不得安和也。邪正相持，乃至五六日，而变为自利。倘邪从利解，内因得和，

---

① 燥：诸本同，宋本《伤寒论》作"躁"。

是为欲愈。复烦躁而不得卧寐者，阴之极，而真阳之动作下上交相脱绝者矣。

伤寒六七日，脉微，手足厥冷，烦躁，灸厥阴，厥不还者死。

疏曰：脉微手足厥冷，阴邪极盛，元阳衰微。况乎六七日，当阳气来复之时，而反烦躁，烦躁者，邪正交争，将欲邪自为邪，正自还归于正者。灸厥阴，而厥亦不得解，莫能为矣。

伤寒下利，日十余行，脉反实者死。

疏曰：下利者，脉当虚，且日十余行之多。其脉反实者，脏之真气，自脏而腑，自腑而经，故其脉反盛而实，实因于虚而乃发露，将欲脱离者也。

下利后，脉绝，手足厥冷，晬时①脉还，手足温者生，脉不还者死。

疏曰：脉绝、手足厥冷者，胃脘之阳气不能接续，暴然断绝，而恐脏之真气尚未绝也。周时脉还，手足温者生；若脉不还，则脏之真气亦离矣。

下利，手足厥冷，无脉者，灸之不温，若脉不还，反微喘者死。

疏曰：厥冷无脉，灸之亦不温，纯阴之象。所望者脉还，为阳气得复，而脉不还，反微喘，微喘者，元阳之轻浮在上，

---

① 晬（zuì 最）时：一周时，一昼夜。

不久而返于无也。

发热而厥，七日下利者，为难治。

疏曰：厥热者，邪正之相为胜负也。热发则厥当止，阳气胜，而阴邪退舍也。发热而厥，则热自为热，厥自为厥，两势角立。乃至七日之久，而下利者，精气既却，而战争未有已也，故曰难治。

伤寒发热，下利至甚，厥不止者死。

疏曰：发热下利，至于极甚，则内虚矣。内虚者，须得无外侮，尚能自和。而厥且不止，厥不止，则利亦不能自止，利不止，则热发亦不得止，邪胜而真阳自败矣。

伤寒发热，下利厥逆，躁不得卧寐者死。

疏曰：发热下利，而厥逆不止，精却而邪胜也。躁而不得卧寐，元神不安其宅，将欲而他之矣。

附 翼

知本论

甚矣，本之不可不知也。物理皆然，而况斯乎？不知本，皆属逐末驰求，虽日用遑遑①，扣之所以则罔措。何也？彼以夫夫皆是，又何必乃尔，是以世事之易，莫易于医者也。予非敢谓能知，但自少至老，莫能自慊，惟本之是求。年臻望七，厥愿未酬，敢以己之所向，深有望于后进。乃曰：何谓知本？盖病有病之本，不病有不病之本。病之本，世或有究之者，不病之本，益鲜矣。非先知不病之本，则病之本莫能昭然。此谓本之本欤！何谓本之本？盖先知所以生，则不生之景象判然②矣。知所以生者，又非所谓高远难由，渊深莫测，吾人日用乎其间，但不为之觉耳。所谓行之不著焉，习矣而不察焉。终身由之，而莫知其道者多矣。然则欲明乎所以生，不得不托名阴阳气血为之词，而人即住乎阴阳气血之词内，试问其阴阳气血之为本，则又惘然矣，奈之何？此事之日伦，是人依得而为之者也。安得欲求知本者，与之鼓掌快论乎！疾夫吾之佞③者或有矣。

原治论

夫治者为其乱也，知乱之所由生，则知所以治矣。前贤创立方法，故有一病，即有一法，法即有方。法者方之始，方者

---

① 遑遑：匆忙。
② 判然：显然；分明貌。
③ 佞（nìng 泞）：巧言谄媚，此指错误。

法之终也，于是而方法具焉。盖欲人摹仿其心思之运用，非教人执此方法，而即为用也。后人有用之而效者，有用之而不效者。效者归功于方法，须知功其所功；不效者致疑于方法，亦须知疑毋庸疑。盖有可以治者，有不可治者。可治者，需人力为之赞襄①，不则天工亦足以胜之；不可治者，而以人力之枉施，乌能以代天工乎？此不可不先为之觉也。故有方法之未尽者，务寻求其方法，非方法之可能者，亦不为之致疑，在乎吾人之识量，造诣之纯全，非属于矫强也。前贤云：心欲其小，胆欲其大②。然此胆大，须从心小中来，非妄为之大也。

三阴三阳传变总论

论曰：人之一身，本躯壳焉，犹宅舍也。内而精气神，犹宅之有人也。环宅舍之内外何？莫非人；周躯壳之表里何？莫非气。故形之所在，气亦在焉，形气未尝相离也，人宅未尝相间也。但有离间③，遂显病状。原夫三阴三阳，本之一阴一阳；一阴一阳，本之混阴混阳；混阴混阳，本之莫知其为阴阳。智者从中窥测，而见阴阳又各有太少，因而乘之，共谓之三阴三阳。盖立此名象者，用以推表里、识高下、别深浅之位次，寒热性情之殊用耳。学者不可但知其名，而昧其为位为用也。外而六经，皆本阳也，而阳中有阴，故六经中而有三阴三阳；内而脏腑，皆本阴也，而阴中有阳，故脏为阴而腑为阳，阳经内通于腑，阴经内通于脏者，各从起所属也。病之变见，有自阳经而入本腑，自阴经而入本脏者，为病之进也；有自腑而之阳

---

① 赞襄：辅助，协助。
② 心欲其小，胆欲其大：语见《大唐新语·隐逸》。即胆大心细。
③ 离间：分离。

经，自脏而之阴经者，乃本气之来复，而为病邪之退舍也。此但言其常耳，亦有不循故辙，越经飞渡，兼头并起，虚实互呈，参差交错，不可胜计。但在躯壳之内，并无藩篱之隔，同一气交之中，岂不互相传染？在医者之眼明智周，但以其现在者而治之，不为常例所拘可也。前贤创论，但举其常者耳，欲学者因常而达变，若尽其变，恐笔墨有穷，而变终莫能尽也。微乎！微乎！岂易言哉！

道友沈目南《医征》序

国朝以来，刻医书者甚多，予亦尽得而睹，其意以艺藉书鸣，书行，艺因之而售。故其大半纂集前人，附会成篇，足以炫目浅学。识者见之，为梨枣攒眉①。若吾目南先生是刻则不然也。先生少攻举子业，厥后潜心禅宗，得大圆镜智②，旁通及医典，客游燕都，回掉邗江③，因缘缔合，遂止焉。邗之负疴求诊者日盈踵，暇则与诸及门④考论医宗。岁丁卯，予客邗江，一见遂订为性命交。后予还新安八年，而先生书梓成，问序于予。曰先生迨如来释迦，欲予为阿难迦叶，从旁宣导者乎？夫医之为道，不明由来，儒者沉潜章句，博而罔约，能入乎其中，不能出乎其外，居常谈论，则路路融通，临病决诊，则此

---

① 为梨枣攒眉：为梨木、枣木而皱眉。旧时多用梨木或枣木雕刻书版，故喻其书质量不高，在浪费梨枣之材。

② 大圆镜智：唯识宗所立四智心品之一，谓此智离诸杂染，自性清净，可显现一切本来。

③ 邗（hán 寒）江：地名，在江苏扬州。

④ 及门：徒弟。

是彼是。故其处方之际，每多方枘圆凿①，售者初窥节要，值彼福缘深厚，兼之世法图通，遭逢亦能有声，伊亦自谓得道，轩岐之旨，泯焉昧焉！呜呼！医灯之焰不续久矣。百年之间，数千里之内，亦有闻人。然闻者，非吾所欲闻，彼不闻，而吾切欲得闻者，又何从而遘②焉？噫，或世事之当然，而阴阳之贵混欤？此《医徵》之梓，不容已也。予昔有志于此，今为搁笔矣。惟愿世之学者，由此悟入，得仲景之正眼，不知有目南，并且不知有仲景，明乎天下之定理，即天下之定法，天下之定法，即千百世之定法，则庶乎其可矣。

永图族叔答书

数年来，余颇有志变斋③，谓可以糊口救贫也。及读《内经素问》、仲景、东垣诸书，乃知其理之微且奥也如此。贫，亦士之常耳。奈何以废人救，皇然中止。今见近世之医，大都识得三、五十味药性，抄得几个古方，遇病辄治，不顾死生，运高幸获者，遂为名家耳。闻长沙有《伤寒论》，即曰：此伤寒要书也；闻麻黄桂枝可以发表，即曰：此仲景心法也。至询其辞，叩其意，究以阴阳虚实、五运六气，则茫然而不知为何物。世俗者流，犹啧啧称良不置，此其所以为临江之麋④也欤。间有

---

① 方枘（ruì 瑞）圆凿：方形的榫头，圆形的卯眼。喻两者格格不入，不相容、不适宜。枘，榫头。凿，榫眼、卯眼。

② 遘（gòu 够）：相遇。

③ 变斋（jī 基）：典出《牡丹亭·第四出·腐叹》"儒变医，菜变斋"。意为读书人要变成医生，好像把完整的蔬菜变成碎菜末一样容易。这里代指成为医生。

④ 临江之麋：典出柳宗元《三戒》中的第一篇，暗讽恃宠骄横的人决没有好下场。此喻指近世所谓名医多数实乃欺世盗名之徒。

一二好学之士，得睹全书，亦不过守其师传，诵其辞句而止。问有洞精抉微，识其旨趣，而能辅偏救弊者谁乎？噫！此良工之难，今古同慨也。今读先生《承启》一编，妙在切要不繁，显明不晦，六经分治而理法兼精，脉络相承而丝毫不紊。至于似是而非，稍涉疑似者，另有防误一则，予人印证，直能标出长沙神髓，使千载而下，一见了然。苟非数十年积学深思，通融贯彻，安得有此不朽之功也哉！自兹以往，普天下医家，若肯向此中参究，曲悟旁通，吾知其用力少而成功多，当不至如近世之以讹传讹者，谓仲景一书，但治伤寒已也。承先启后，非先生其谁与归？门外汉书此谢教，不识异日尚可变蒭否也？愚叔怀顿首。

余师梦别

辛酉二月十五之夜，宿家枕流阁。梦与余师聊吟，得师起句，曰：读罢奇书听杜鹃。予未接响，闻扣门惊醒，乃师家仆众，报师病急，执炬召往。乘舆七里，而至师宅。脱屦升榻，悲思救治，奈不知人，莫能进药。未天明，遂而长逝。伤哉！忆今二十四年矣，间思往事，为续成绝句。噫！梦耶！真耶！将以为真则久矣，泯焉而无声，以为非真，又何二十四年之后，犹能令予而追寻？此无他，为予而存者，犹有是心，犹见尧之于墙、见舜之于羹①。是心也，不知其何因，吾将问之于无名。

读罢奇书听杜鹃，声声春去似人言，东风不肯常为主，芳草无心亦黯然。

---

①　见尧之于墙、见舜之于羹：意为从墙壁上、从羹汤中能看到所思慕人的影子，比喻对先贤的极度思慕。语本《后汉书·李固传》："昔尧殂之后，舜仰慕三年，坐则见尧于墙，食则睹尧于羹。"

康熙甲申孟春，非白老人述，时年六十有八。计师终年已长七稔①。

---

① 稔（rěn 忍）：一年，谷一熟为年。

校注后记

《医宗承启》，清·吴人驹著。吴人驹（约 1637—?），字灵稚，号非白老人。今安徽休宁人。受业于新安医学余氏医学祖师余午亭之曾孙余士冕。《中医人名辞典》等书中亦有记载并言其为一时徽歙名医。惜遍查《休宁县志》无其人传略，无法详陈，是为憾。

经版本调查证实，本书目前共有三个版本：清康熙四十一年（1702）兰松堂藏板刻本（简称"兰松堂本"），清康熙四十三年（1704）永思堂藏板刻本（简称"永思堂本"）和清道光二年（1822）兰松堂刻本（简称"道光本"）。

考各版本的文字及边框等细节，"永思堂本"和"道光本"均似"兰松堂本"同一刻版重新翻印，仅天头、地脚留白不同。另，"道光本"与"兰松堂本"在内容与体例等细节方面完全相同，且内容完整，仅个别字因保藏等原因有模糊或蚀损，而"永思堂本"无凡例，卷二有缺页（实缺 11、12、26 三页）。

经比较版本优劣，最后确定了以上海中医药大学馆藏之"兰松堂本"为底本，以上海中医药大学馆藏之"永思堂本"为主校本，以中华医学会上海分会图书馆藏之"道光本"为参校本，仲景原文则以明赵开美影宋刻本为校本对校，且本书内之仲景原文，原则上保持本书内容原貌，如非明显错误，一般不予更改。

本书自成书刊刻以来，从现行情况来看，仅清代三次刻印并流传于有限范围，未能广为流传。然本书实为阐述仲景《伤寒论》而另有机箸并独得其妙者，内中颇多发挥。全书以"治法为纲，法后统方"方法对《伤寒论》条文重加编次研究，内容具体，体例系总体上以治法将仲景原文归类，而后再对仲景原文逐条注疏，采用先书仲景原文，次为吴人驹之注文，再次为"防误"的方法顺序进行注疏，首创防误体例，不录方剂具体药物组成，重在阐发经旨，对于后学不吝谆谆之教。

总 书 目

I

伤寒论特解

伤寒论集注（徐赤）

伤寒论集注（熊寿试）

伤寒微旨论

伤寒溯源集

伤寒启蒙集稿

伤寒尚论辨似

伤寒兼证析义

张卿子伤寒论

金匮要略正义

金匮要略直解

高注金匮要略

伤寒论大方图解

伤寒论辨证广注

伤寒活人指掌图

张仲景金匮要略

伤寒六书纂要辨疑

伤寒六经辨证治法

伤寒类书活人总括

订正仲景伤寒论释义

张仲景伤寒原文点精

伤寒活人指掌补注辨疑

诊　　法

脉微

玉函经

外诊法

舌鉴辨正

医学辑要

脉义简摩

脉诀汇辨

脉经直指

脉理正义

脉理存真

脉理宗经

脉镜须知

察病指南

崔真人脉诀

四诊脉鉴大全

删注脉诀规正

图注脉诀辨真

脉诀刊误集解

重订诊家直诀

人元脉影归指图说

脉诀指掌病式图说

脉学注释汇参证治

针灸推拿

针灸全生

针灸逢源

备急灸法

神灸经纶

推拿广意

传悟灵济录

小儿推拿秘诀

太乙神针心法

针灸素难要旨

杨敬斋针灸全书

本　草

方　书

卫生编

袖珍方

仁术便览

古方汇精

圣济总录

众妙仙方

李氏医鉴

医方丛话

医方约说

医方便览

乾坤生意

悬袖便方

救急易方

程氏释方

集古良方

摄生总论

辨症良方

活人心法（朱权）

卫生家宝方

寿世简便集

医方大成论

医方考绳愆

鸡峰普济方

饲鹤亭集方

临症经验方

思济堂方书

济世碎金方

揣摩有得集

亟斋急应奇方

乾坤生意秘韫

简易普济良方

内外验方秘传

名方类证医书大全

新编南北经验医方大成

临证综合

医级

医悟

丹台玉案

玉机辨症

古今医诗

本草权度

弄丸心法

医林绳墨

医学碎金

医学粹精

医宗备要

医宗宝镜

医宗撮精

医经小学

医垒元戎

医家四要

证治要义

松厓医径

扁鹊心书

素仙简要

慎斋遗书

折肱漫录

丹溪心法附余